「十三五」国家重点出版物出版规划项目

「小儿外科疾病诊疗规范」丛书

小儿心胸外科疾病诊疗规范

GUIDELINE

中华医学会小儿外科学分会 编著

人民卫生出版社

北京·

U0275397

图书在版编目（CIP）数据

小儿心胸外科疾病诊疗规范/中华医学会小儿外科
学分会编著. —北京：人民卫生出版社，2020. 12
ISBN 978-7-117-30926-4

Ⅰ. ①小… Ⅱ. ①中… Ⅲ. ①儿科学-胸腔外科学②
儿科学-心脏外科学 Ⅳ. ①R726.55②R726.542

中国版本图书馆 CIP 数据核字（2020）第 246169 号

人卫智网	www.ipmph.com	医学教育、学术、考试、健康，
		购书智慧智能综合服务平台
人卫官网	www.pmph.com	人卫官方资讯发布平台

ISBN 978-7-117-30926-4

小儿心胸外科疾病诊疗规范

Xiaoer Xinxiongwaike Jibing Zhenliao Guifan

编　　著：中华医学会小儿外科学分会
出版发行：人民卫生出版社（中继线 010-59780011）
地　　址：北京市朝阳区潘家园南里 19 号
邮　　编：100021
E－mail：pmph @ pmph. com
购书热线：010-59787592　010-59787584　010-65264830
印　　刷：三河市宏达印刷有限公司（胜利）
经　　销：新华书店
开　　本：889×1194　1/32　　印张：5
字　　数：138 千字
版　　次：2020 年 12 月第 1 版
印　　次：2020 年 12 月第 1 次印刷
标准书号：ISBN 978-7-117-30926-4
定　　价：59.00 元

编写委员会

总主编 王维林 孙 宁

主 编 莫绪明

副主编 李守军 舒 强 李晓峰 刘文英

编 者（按姓氏汉语拼音排序）

安 琪 四川大学华西医院

曹 华 福建医科大学附属协和医院

陈 瑞 青岛市妇女儿童医院

陈寄梅 广东省人民医院

陈欣欣 广州市妇女儿童医疗中心

董念国 华中科技大学同济医学院附属协和医院

范太兵 河南省人民医院

冯杰雄 华中科技大学同济医学院附属同济医院

黄 鹏 湖南省儿童医院

黄克力 四川省人民医院

贾 兵 复旦大学附属儿科医院

李 炘 苏州大学附属儿童医院

李怀宁 哈尔滨市儿童医院

李建华 浙江大学医学院附属儿童医院

李守军 中国医学科学院阜外医院

李晓峰 首都医科大学附属北京儿童医院

刘彩霞 山西省儿童医院

刘锦纷 上海交通大学医学院附属上海儿童医学中心

刘文英 四川省人民医院

刘迎龙 首都医科大学附属北京安贞医院

罗 毅 首都儿科研究所

明 腾 江西省儿童医院

莫绪明 南京医科大学附属儿童医院

潘征夏 重庆医科大学附属儿童医院

3

序

儿童是国家的未来和希望,在现代医学大环境下,如何降低出生缺陷,提高小儿外科疾病的诊治水平,进而提高我国人口素质和生活质量,是小儿外科医生们所面临的神圣责任和挑战。

随着我国儿童医疗健康事业的不断发展,小儿外科专业有了很大的发展,但专业人员数量仍然有限,资源分布尚不平衡,特别是在农村和基层医院,专业人员尤为短缺,导致治疗水平在城乡、发达与不发达地区之间都存在明显差异。在《国家卫生和计划生育委员会(原卫生部)贯彻 2011—2020 年中国妇女儿童发展纲要实施方案》中,要求将妇幼卫生知识与技能培训纳入基层卫生人员培训规划,开展以儿童健康管理、儿童常见病防治以及出生缺陷三级防治措施等为主要内容的专项培训。正在开展的医疗卫生体制改革,要求分步实施分级诊疗等措施,可望改善我国目前小儿外科专业分布和诊疗水平的差异。

由人民卫生出版社和中华医学会小儿外科学分会共同策划及组织编写的"小儿外科疾病诊疗规范丛书"在此背景下出版了。本套丛书将为小儿外科专业医生和兼职从事小儿外科专业的临床工作者提供一套具有较高参考价值及可执行性的临床诊疗规范,用于规范小儿外科临床诊疗行为,努力减少由于专业机构区域分布不平衡和专业人员差异而造成的医疗水平差异,提高临床服务质量;也可作为卫生主管部门组织培训课程的参考教材和专业人员能力培训考核的参照标准。

本书以丛书形式出版,涉及小儿外科临床各专业领域,均由各领域的权威专家组织和参与编写。在编写过程中,专家们对各疾病诊断和治疗规范的制定是在系统评价的科学证据支持基础上,结合临床医学实践经验,将规范化医疗与个体化医疗相结合而完成的,并期望在今后的临床应用中不断完善和提高。编写过程中难免存在不足,恳请读者提出宝贵意见。

丛书总主编 王维林 孙 宁
2018 年 3 月

前　言

随着人民生活水平的不断提升,小儿外科疾病谱包括心胸外科疾病谱发生了较大变化,过去常见的一些先天性出生缺陷疾病发病率有所降低,而小儿纵隔肿瘤、胸部外伤对儿童健康造成的威胁日益明显。面对这种变化,我国小儿心胸外科专业工作者及时调整专业中心,将重点疾病的诊断、治疗放在了突出的位置,同时积极做好常见疾病的临床及科研工作。近二十年,我国小儿心胸外科工作者在总结自身工作经验的基础上,不断完善和改进诊疗技术及理念,在各种常见疾病的规范化诊疗方面取得了长足进步,为小儿心胸外科疾病诊疗的发展做出了巨大贡献。

《小儿心胸外科疾病诊疗规范》是"小儿外科疾病诊疗规范"丛书之一,重点介绍小儿心胸外科现状与进展、小儿胸部外伤、小儿普通胸部常见疾病、常见先天性心脏病的诊疗规范。本书参照国内外教科书、权威专业机构或学术组织的诊疗指南及较为成熟的诊疗建议或共识,以介绍疾病的病因、发病机制、诊断依据及治疗措施为重点,结合小儿心胸外科疾病特征,特别突出病理机制、诊断及外科治疗,并推荐较新和较为经典的治疗方案,旨在为从事儿外科专业的各级临床医师提供专业性的临床指导,并为规范小儿心胸外科常见疾病的诊疗行为,更好地服务于广大儿童,促进与保障儿童健康做出贡献。本书各章节简明扼要,便于临床医师快速掌握相关疾病的诊治思路,同时,可作为广大的医学生、研究生学习和掌握儿外科心胸外科疾病并指导其临床实践的工具书。

　　本书凝集了中华医学会小儿外科学分会第九届委员会心胸外科学组 50 余位专家的心血。他们来自全国各大院校附属专科医院或综合医院小儿心胸外科，长期从事心胸外科疾病的临床工作和基础研究，具备极高的专业素养，掌握前沿的专业知识，积淀丰富的临床经验，以聪明才智与辛苦耕耘出色地完成了本书的编撰任务。本书文字精练、构思清晰、内容经典、重点突出、理念先进，是一本具有小儿心胸外科先进性、时效性和实用性的专业工具书。本书出版之际，恳切希望广大读者在阅读过程中不吝赐教，欢迎发送邮件至邮箱 renweifuer@ pmph. com，或扫描封底二维码，关注"人卫儿科学"，对我们的工作予以批评指正，以期再版修订时进一步完善，更好地为大家服务。

莫绪明

2020 年 9 月

目　录

第一章　总　　论

第一节　小儿心脏外科总论

【概述】

先天性心脏病(congenital heart disease,CHD)的外科治疗仅有 80 多年历史,我国先天性心脏病外科治疗的历史更短,但先天性心脏病外科已经成长为一个特色鲜明、学术活跃、影响力大、具有国际先进水平的专业,已是当今心脏外科学发展的重要方向。我国先天性心脏病发病率约为 7‰~9‰,每年约有 15 万名先天性心脏病患儿出生。如不能获得及时治疗,约 20%~60% 的患儿在出生后 1 年内自然死亡,其中 30% 在新生儿期死亡。死亡原因多为重症或复杂心血管畸形及其并发症。因此,对重症或复杂心血管畸形患儿在婴儿期甚至新生儿期给予干预,已成为近年来小儿心脏外科诊疗的趋势。

近年来,先天性心脏病的诊治研究取得很大进展。分子基因学和组织胚胎工程的研究为我们开启了一扇新的大门,利用基因检测对先天性心脏病进行遗传预测或早期诊断已成为可能;胚胎发育和组织工程学的研究也为先天性心脏病的自愈和同种组织瓣的移植等提供了重要的启发。心导管术、选择性心血管造影术、三维成像技术等的发展使心脏血管畸形诊断及血流动力学的检测更加完善。无创检查如超声心动图、磁共振及多层螺旋 CT 等影像技术的进步为先天性心脏病提供了更为便利、精确的诊断,减少了不必要的创伤。通过微创手术(心导管、胸腔镜、机器人技术)关闭动脉导管、房间隔缺损及室间隔缺损,应用球囊导管扩张及支架置入治疗瓣膜和血管狭窄与闭锁等技术为先天性心脏病的治疗开辟了新的途径;体外循环、深低温心内直视手术的发展及带瓣管道的使用使得大多数常见先天性心脏病的根治术疗效大大提高,对某些复杂心脏畸形也能在新生儿期进行早期手术干预。尤其是内外科镶嵌治疗(hybrid procedure)的开展将打破过去心内科和胸外科相对孤立的格局,在先天性心脏病的治疗进程中具有重要的里程碑意义。

【历史进程】

心血管外科是一门年轻的医学学科,起步虽晚,但发展迅速。心血管外科的发展经历了4个时期:

1. **心外手术时代** 以1938年Gross动脉导管未闭的结扎手术成功为标志。

2. **闭式心内手术时代** 1948年,Bailey在美国费城成功地完成了第一例二尖瓣狭窄交界成形术,开创了闭式心内手术的先河。

3. **心内直视手术时代** Gibbon、Dennis和Lillehei是这个时代体外循环的先行者。1939年Gibbon首次研制出人工心肺机,1953年完成了首例体外循环小儿房间隔缺损修补术。Kirklin和Lillehei将心内直视手术逐步演变成今天的标准操作程序。

4. **心脏部分或全部置换时代** 这个时代包括瓣膜置换、生物材料应用及冠状动脉旁路移植等。该时代的高潮是心脏移植,以1968年南非的Barnard成功完成第一例心脏移植为标志,而美国加州的Bailley则被称为"小儿心脏移植之父"。

我国先天性心脏病外科的发展进程基本与国际相同,只是起步较晚。1944年,吴英恺率先施行动脉导管未闭结扎术获得成功,并于1947年开展了首例缩窄性心包炎的外科治疗,这标志着我国心血管外科的开端。1954年,兰锡纯首次在国内施行二尖瓣狭窄闭式分离术并获得成功。1957年,梁其琛首次在低温麻醉下施行了肺动脉瓣狭窄直视切开术,这是我国心内直视手术的开端。1958年,苏鸿熙率先应用体外循环施行室间隔缺损直视修补术并获得成功。20世纪70年代初,侯幼临、张天惠、石美鑫等开展了室间隔缺损修补术和法洛四联症的外科治疗。1973年始汪曾炜开展了各种复杂先天性心脏病的治疗,如法洛四联症、Ebstein畸形、大动脉错位等,有些已达国际先进水平。1974年,丁文祥率先在我国开展了婴幼儿先天性心脏病的外科治疗,采用深低温低流量和深低温停循环技术,先后开展了完全性大动脉错位等复杂先天性心脏病的外科治疗,均取得了满意的成绩。目前,先天性心脏病外科在我国已达到了普及阶段。

21世纪以来,中国已成为世界先天性心脏病外科治疗大国,其中先天性心脏病外科手术每年约达8万例,是北美地区的4倍,拥有世界上最大的先天性心脏病外科治疗中心。胡盛寿院士的"大动脉双圆锥调转术"、吴清玉教授的"三尖瓣下移成形术"、六〇后学者群体开创的"经胸微创封堵术"、庄建教授带领下的"胎儿心脏手术",以及徐志伟教授"气管狭窄的slide手术"等,标志着先天性心脏病外科治疗技术由"中国模仿"走向"中国创造"。

随着国际化交流进一步扩大,国内诸多学科带头人开展了挑战复杂先天性心脏病手术的竞争,与国际水平的差距逐步缩小。复杂先天性心脏病手术在主要先天性心脏病诊疗中心得到了较快的普及,小儿心脏移植等一系列高难度手术得以开展,有力地推动了我国儿童先天性心脏病诊治水平从数量增长向质量提升的转变。

【外科治疗进展】

小儿先天性心脏病外科治疗的总趋势是低年龄化。综合国内外有关小儿先天性心脏病的治疗现状,集中体现在以下几个方面:

1. 先天性心脏病常见类型手术趋于简化,创伤更小。如法洛四联症、室间隔缺损等手术已基本定型,室间隔缺损修补术已很少采用经右心室切口,法洛四联症的室间隔缺损修补术亦采用经右心房修补。一些病例如房间隔缺损等将逐渐采用微创治疗。常规手术的成功率越来越高,室间隔缺损、房间隔缺损的成功率已达99%以上,法洛四联症达97%以上。

2. 复杂先天性心脏病手术方案逐渐完善,并向一次性根治过渡。常见手术包括:

(1) 大动脉调转术:主要用于完全性大动脉错位、右心室双出口等。该手术技术要求较高,近、远期效果较好。美国波士顿儿童医院近千例手术,死亡率小于 3%。Double Switch 手术以日本东京女子医科大学手术例数最多,成功率最高(89%)。

(2) Rastelli 手术:又称右心室肺动脉带瓣管道连接术,主要用于矫正型或完全性大动脉错位,以及右心室双出口等合并有室间隔缺损及肺动脉狭窄、永存动脉干、肺动脉闭锁等患者。由于需要采用带瓣管道,婴幼儿手术需要在长大后再次更换带瓣管道。国际上该类手术开展很普遍,国内在婴幼儿方面开展很少,有待进一步加强。

(3) 房内血流转换术:仅适用于不适合行 Switch 手术的大动脉错位病例,使用范围已逐渐缩小,目前作为 Double Switch 术的一部分。

(4) 改良 Fontan 术和全腔静脉与肺动脉双向分流术:主要用于三尖瓣闭锁、单心室、左心房室瓣闭锁、一侧心室发育不良伴室间隔缺损等无法通过解剖矫正的复杂发绀型先天性心脏病。该手术虽然不是完全解剖矫治手术,但许多复杂先天性心脏病患者通过该手术得以延长生命,部分患者由于手术效果较佳,或由于新的手术方案的出现,而得到长期生存。随着手术技术的提高,改良 Fontan 术和全腔静脉与肺动脉双向分流术的成功率越来越高,10 年生存率已达 50% 以上。

(5) Norwood 手术:主要用于左心发育不良综合征,一期手术建立右心室-主动脉通道,切除房间隔,二期作 Glenn 手术,三期作改良 Fontan 术。左心发育不良综合征早年唯一的治疗方法是心脏移植,但由于供体来源缺乏,促使 Norwood 手术应运而生。目前该手术各地成功率差异较大,国内报道偏少。

(6) Ross 手术:主要用于儿童或青少年主动脉瓣病变。手术将自身带瓣肺动脉移植至主动脉瓣环上(与主动脉吻合),再移植冠状动脉,最后将同种带瓣肺动脉移植到原位肺动脉位置上。20 世纪 90 年代国外对此报道较多。其优点是解决了小年龄患儿瓣膜来源的困难及机械瓣长期抗凝存在的问题,但远期随访,部分病例出现肺动脉瓣不能承受主动脉压力而导致的反流、钙化等。但由于没有更好的措施,许多心脏外科医生仍在采用该术式,且现在多数学者认为 6 岁以前手术效果较佳。

（7）完全性房室隔缺损矫治术:重建房室隔有单片法、双片法及改良单片法。目前临床上主要采用改良单片法,其手术技术已成为常规,死亡率<3%,但远期效果取决于二尖瓣本身的发育及修复是否满意,部分患者需再次行二尖瓣成形或置换手术。

（8）复杂四联症矫治术:复杂四联症是指合并肺动脉闭锁、一侧肺动脉瓣缺如、肺动脉瓣闭锁、肺动脉分支发育不良等,其矫治至今仍是难题,包括分期手术、同种带瓣管道、心内管道、肺动脉分支汇合肺动脉重建术等。目前主张尽量早期一期根治,手术死亡率也在逐渐降低。

3. 减状手术仍在临床继续应用。虽然许多复杂先天性心脏病目前已能进行一次性根治,但许多减状手术有诸多并发症及后遗症,并不能从根本上解决问题,从而使许多减状手术如Banding手术等在数量上已明显减少,但对某些现在仍无法进行一次性根治手术的严重的复杂先天性心脏病患者,由于病理条件或年龄过小、体质太差、病势严重、不能耐受一次性根治术者,仍用减状手术,待过渡一段时间,心、肺功能改善,条件成熟再行根治手术。这样有助于提高手术成功率和远期生活质量。常用的减状手术有体肺分流术(即改良 B-T 术)、中央型分流术(改良 Brock 术,即流出道肺动脉补片扩大)、改良腔静脉-肺动脉分流术(Glenn,即双向腔静脉与肺动脉吻合术)、肺动脉环缩术(Banding 术)、房间隔造口术等。

4. 新的技术不断涌现,原有的诊疗方案不断改进,使先天性心脏病治疗向创伤更小、疗效更高、后遗症更少、死亡率更低的方向迈进。

（1）微创心脏外科:是 20 世纪 90 年代兴起的一项心脏外科新技术,微创外科手术被广泛应用于冠状动脉旁路移植、瓣膜置换及先天性心脏病等。关于微创的定义及其应用范围、效果目前尚存在一定的争议。切口主要有右腋下小切口、胸骨下部小切口部分劈开胸骨、右前外侧切口等。微创外科的基本要求是手术医师必须有熟练的技术,以及善于处理由于暴露不佳所出现的意外情况。早期由于技术不熟练而导致并发症的增加,使一些作者对这类手术方式的应用产生了较大的争议。

（2）经胸及经血管介入治疗：介入治疗已开展多年，但早年由于介入材料的问题使该技术开展不多。自 Amplapzer 发明双伞封堵器堵塞法后，全世界范围内介入治疗的数量呈几何数量增加。目前的介入疗法主要针对动脉导管未闭、中央型房间隔缺损、室间隔缺损、肺动脉瓣狭窄、房间隔扩开术等，疗效基本肯定。国内在先天性心脏病心导管领域的研究进展很快，手术成功率与国外无明显差异。经胸微创封堵技术属于国际领先。

（3）深低温低流量及停循环技术：该技术已使用多年，近年来由于婴幼儿先天性心脏病治疗的广泛开展，深低温停循环及低流量技术受到人们的重视。部分国外心脏中心甚至不用冷停搏液，直接将温度降至 18~20℃，目前国内许多单位已开展此技术。

（4）不停搏心脏外科：该手术是 20 世纪 90 年代再次兴起的一项技术，国内广西、重庆等地应用较多。发达国家由于多数患儿在婴儿期手术，故报道不多。该技术的优点是克服了传统的体外循环心内直视手术造成心肌缺血、缺氧和再灌注损伤导致的心功能恢复困难，易出现心律失常、低心排血量等并发症的缺点，更好地保护了心肌，提高了手术成功率。但它对术者要求较高，对机体也有不利之处，如气栓、室颤、术野显露不清、小年龄复杂畸形微细操作困难，故做到圆满彻底地修补比较难，所以不停搏心脏外科目前开展尚不够普遍，持观望态度者在少数。

（5）小儿心脏移植：统计资料显示，世界上已有千余例小儿做了心脏移植手术，小儿心脏移植约占心脏移植总数的 10%。近年来，新生儿、幼儿心脏移植数量在不断增加，1 年生存率达 80%以上。2020 年南京医科大学附属儿童医院莫绪明教授为 1 例 2岁心肌病患儿进行了心脏移植手术并获得成功。估计有近 20%的复杂先天性心脏病患儿最终需要心脏或心肺移植。

【中国小儿心外科未来发展方向】

经过几代心胸外科人的不懈努力，儿童心胸外科事业已奠定了良好的基础。展望未来，依然任重道远。未来我们将致力于发挥小儿心血管学组和普胸外科学组专家的作用,开展交叉学科的融合与创新,努力与国际小儿心胸外科技术同步发展,积极推动小心胸外科专业规范化培训计划,为小儿心胸外科集聚最优秀的人才队伍。通过共创多学科、多中心合作引领国际潮流的研究,加快以各省为龙头的技术均质化建设。加强内外科融合,促使围绕病种建立的儿童心胸外科中心成为共识。我们将本着更好地惠及先天性心脏病患儿的宗旨,以患儿恢复健康为最高追求,继续上下求索,不忘初心。

一位著名的心脏外科专家曾经说过:"心脏外科已到了缺乏想象力的地步,只要能想到的均能做到"。国际上今后先天性心脏病外科的发展将朝胎儿外科、微创外科、移植外科方向发展,基因及克隆技术的引进将给心脏外科带来里程碑式的进步,一旦克隆技术应用到心脏外科领域,其他许多目前采用的技术都将变成过去的回忆。

【小结】

小儿心血管外科团队最重要的发展任务是应对就诊年龄日益低龄化、病情日益复杂化的儿科人群。而随着越来越多的患儿得到治愈,病死率也稳步降低。小儿心血管外科专业的发展史是几代人勤奋创业的过程,是团队合作精神的充分体现,其中包括心内科、超声诊断、麻醉、体外循环及外科术后监护团队的密切合作。随着各种复杂手术的开展、镶嵌手术模式的推广,今后更需加强这方面的合作。

第二节 小儿胸外科总论

【概述】

受技术和认知的局限,小儿胸外科的发展历经坎坷。曾任英国皇家医学及外科学会会长的伦敦外科医生 John Eric Erichsen 于 1874 年曾断言:"总有不能为柳叶刀所征服的疆域,一位明智的人道的外科医生决不应该去打开腹腔、胸腔和颅腔做手术"。但 19 世纪后,小儿开腹、开颅手术逐渐开展,虽然小儿开胸手术仍是禁忌,主要是由于外科医生谨守治疗边界,这对于当时的历史环境来说,当然是明智的,但同样也说明小儿胸外科的开创非常的困难。德国外科医生 Ernst Ferdinand Sauerbruch 经过四十余年的艰苦努力,终于成功地完成了在胸部手术期间进行人工通气的实验研究。他设计了一个巨大的负压室(重达 4 吨多),在其中完成了动物的开胸手术,这在当时被认为是胸外科的一次技术性的革命。随着人类对呼吸和循环生理、开胸后的一系列生理反应有了较深入的了解,以及气管插管技术、辅助呼吸技术和麻醉技术的日臻成熟,小儿胸外科手术才有了开展的可能。

因小儿胸外科手术的发展还受器械、年龄、重视程度等诸多因素的影响,总体发展滞后于其他外科,但近年来正在逐步追赶,无论是手术范围、手术器械,还是手术微创化,都有后来居上的趋势。

【历史进程】

1907 年,美国费城的 Jackson 医师改进了喉镜直视下气管插管方法,使其成为气管插管的标准技术方法。正是由于气管内插管术和人工通气在临床的成功应用,使得开胸手术成为可能。气管内插管的应用,使麻醉医生能够有效地控制患者呼吸,对胸外科的发展产生了较为长久的影响。1898 年,德国的 Kofstein 医生率先开胸修补肺裂伤成功,通过控制呼吸及胸腔引流解决了开胸手术最大的障碍——气胸。1929 年,美国的 Greenwald 和 Steiner 报告了膈疝患儿 82 例,其中有 11 例手术,且仅 6 例治愈。直到 20 世纪 40 年代,膈疝手术治疗成功率才明显提高,并随之该手术开始普及。1941 年 Comeron Haight 成功地完成了首例先天性食管闭锁合并食管气管伴瘘的一期修补术,随后他改进手术方式为右侧胸膜外手术和双层吻合,使之成为经典的治疗食管闭锁的手术方式。到 20 世纪 50 年代末,食管闭锁气管瘘的成活率最高已达 90%。我国于 1958 年开始有手术成功的病例报道。1987 年,Cooper 对一例患有家族性肺纤维化的 16 岁男孩完成了世界上首例小儿肺移植。我国首例儿童肺移植手术于 2004 年在郑州大学一附院进行,2009 年上海肺科医院报道一例 11 岁的河南男孩行活体双肺移植,成为我国第一例小儿活体肺移植手术。2019 年 2 月,陈静瑜成功地为一例 6 岁白血病骨髓移植术后闭塞性细支气管炎患儿实施了肺移植术。随着手术技术的高科技化(包括腔镜技术、机器人手术等),小儿胸外科微创化成为趋势,1976 年 Rodgers 等首次应用电视胸腔镜对小儿肺实变和胸膜疾病进行了简单的活检及胸膜的剥脱。1993 年 Kirby 首次对肺部肿瘤患者应用电视胸腔镜行肺叶切除术。1997 年法国学者 Gomola 等报道了 10 例小儿肺部手术,均为右肺中叶切除。经过 20 年的发展,胸腔镜微创手术已经在小儿胸外科得到普及。胸廓畸形(漏斗胸)的早期手术方法因不需要进胸,开始于 Meyer(1911 年)。1949 年 Ravitch 手术(即胸骨上举术)问世后,曾在很长一段时间里成为治疗漏斗胸最广泛术式,直到 1997 年美国小儿外科医师 Donald Nuss 报告了一种新的手术方法(NUSS 手术),现微创 NUSS 手术已成为治疗的首选。

【微创时代】

20 世纪是胸外科,尤其是小儿胸外科发展的里程碑时代。手术器械改进的最重要部分就是小儿胸腔镜的广泛开展。胸腔镜手术最早历史要追溯到 1910 年瑞典医师 Jacobaeus 首次成功地用双孔道胸腔镜技术在直视下用加热烧红电器烧灼法分离粘连带,以解决肺结核空洞患者的胸膜粘连问题,该技术标志着现代胸部微创手术的诞生,开创了以胸腔镜手术为标志的胸腔微创外科的先河。随着光学技术及电视内镜技术的进步,尤其是 20 世纪 80 年代末内镜缝合切开器(Endo-GIA)等高新技术内镜手术器械的问世,以及麻醉和监护水平的提高,胸腔镜外科得到了快速发展。小儿胸腔镜技术因腔镜设备、儿童生理特点、疾病谱等原因的限制,进展较成人缓慢。直至 1976 年,美国的 Rodgers 首次将胸腔镜技术用于小儿胸外科疾病的诊断性检查,1993 年 Kaimal 等首次报道小儿胸腔镜辅助下手术。几乎与国际同步,1993 年北京大学第一医院小儿外科应用胸腔镜治疗自发性气胸肺大疱破裂;首都医科大学附属北京儿童医院于 1994 年开展了胸腔镜下肺活检。随着技术的不断进步,小儿胸腔镜技术的手术适应证逐渐扩大，因其微创、美观，可较好地显示或看见常规开放手术直视下比较难以显露的部位，既扩大了手术视野，又因为镜头的放大效应，对某些较小、细微结构也能较好地观察，操作可以更准确、安全而受到了肯定，现已广泛应用于几乎所有的小儿普胸外科手术。近年来机器人手术已经成为大家关注并逐渐实施的技术，其在小儿普胸外科的应用已经在中国达到逐步开展，并将在今后得到越来越多的普及。

【中国小儿胸外科发展之路】

中国小儿胸外科在 20 世纪 70 年代前基本没有发展，没有独立的学科。1972 年首都医科大学附属北京儿童医院率先成立了独立的小儿胸外科，其后，以薛芬、丁文祥、胡廷泽、谷兴琳等为代表的学者在国内最早涉及和明确提出建立了小儿普胸外科专业，他们对小儿胸壁畸形、胸部感染性疾病外科、小儿胸部肿瘤、食管闭锁及肺囊性病的诊治等提出了基本概念，奠定了我国小儿胸外科的专业基础。但直到 2010 年，真正独立的小儿普胸外科或以胸外科为主的小儿胸心外科的设置还相对较少，没有标准的规范化治疗指南。

近几年来，以莫绪明、曾骐、刘文英等为代表的中国小儿普胸外科团队在行业规范化、标准化工作中作出了一定的贡献。秉承了为事业发展的宗旨，撇开门户偏见，容纳各个方向的小儿普胸外科医师，于 2015 年整合小儿普胸外科医生资源，成立了小儿普胸外科协作组，聚焦小儿普胸外科技术，同年 7 月在南京召开了第一届全国小儿普胸外科会议，并以此为标志，逐渐形成了制度性的两年一次的全国小儿普胸外科盛会。其后，分别于 2017 年在成都、2019 年在青岛，举行了第二届、第三届全国小儿普胸外科会议，规模逐步扩大，第三届参会人数近 500 人。这批以六〇后、七〇后群体为代表的小儿胸外科团队，从诊疗规范化、器械儿科化、手术微创化着手，同时广泛开展小儿普胸外科沙龙交流，大力推广小儿微创技术。全胸腔镜下肺叶（段）切除、食管闭锁、纵隔肿瘤等手术均接近国际先进水平，有力地推动了中国小儿胸外科的快速发展。2019 年，中华医学会正式成立小儿普胸外科学组，标志着我国小儿普胸外科发展新纪元的开始。

【中国小儿胸外科未来发展方向】

1. **建设独立学科**　建立专业从事小儿胸外科的团队，不断制定相关指南和共识，进一步建立行业规范。

2. **医疗器械微创化**　实现胸科器械小儿化、概念性器械临床实用化、高端产品同步化。

3. **多中心合作成为趋势**　不同单位突出特色，专攻单一病种，注册研究气候形成，大宗报告逐渐推进。

4. **地区的均衡化**　随着国家政策的强力推进、地方政府的积极支持、住院医师规培的稳步落实，去中心化将成趋势。

5. **基础研究突飞猛进**　基因筛查广泛使用，高影响因子论文频出；胎儿期干预由理想变为现实；广泛的大规模队列研究成为现实。

6. **高新技术快速推进**　互联网平台信息化；机器人、腔镜外科；3D、VR 使操作形象化，新技术的应用将有助于推动中国小儿普胸外科的发展。

【小结】

小儿普胸外科的发展，离不开医学技术的整体进步；小儿普胸外科这一专业仍在不断发展进步当中，要大胆突破，勇于实践，也要审慎地选择业已流行的治疗方式及手术适应证；任何外科技术本身都有难以克服的时代局限，过于激进的唯手术论，甚至可能误入歧途；更多的历史需要我们及后代们书写。

第二章　胸部外伤

第一节　肋骨骨折

【概述】

肋骨骨折（rib fracture）是暴力直接作用于肋骨使其向内弯曲折断，或是前后挤压暴力使肋骨腋段向外弯曲折断。

【解剖特点】

胸第1~3肋骨粗短，且有锁骨、肩胛骨保护，不易发生骨折；第4~7肋骨长而薄，最易断断；第8~10肋前端肋软骨组成肋弓，有弹性缓冲，第11~12肋前端游离，活动度大，均不易骨折。多根多处肋骨骨折将使局部胸壁失去完整肋骨支撑而软化，出现反常呼吸运动，称连枷胸。儿童胸廓弹性好，肋骨骨折发生相对较少，或仅发生青枝骨折，即使较强暴力作用胸廓，胸廓剧烈变形，仍有可能不出现肋骨骨折，但会造成胸腔内脏器的损伤，如心挫伤、肺挫伤、气管及支气管损伤等。

【骨折类型】

1. **闭合性骨折**　单纯性肋骨骨折、多根多处肋骨骨折。

2. **开放性骨折**

【临床表现】

肋骨骨折断端可刺激肋间神经产生局部疼痛，深呼吸、咳嗽或转动体位时加剧。胸痛使呼吸变浅，咳嗽无力，呼吸道分泌物增多。胸壁可有畸形，局部明显压痛，甚至产生骨摩擦音。骨折断端向内移位可刺破胸膜、肋间血管和肺组织，产生血胸、气胸。连枷胸的反常呼吸运动可使肺受压，影响肺通气。将双手相对的放置于非疼痛部位，挤压胸廓引起病变部位剧痛，为胸廓挤压试验阳性。胸壁软组织挫伤时试验为阴性。

【诊断】

1. **病史** 如有胸部外伤史。

2. **体格检查** 胸壁有局部疼痛和压痛,胸廓挤压试验阳性。如果压痛点可及摩擦音,诊断可明确,如果胸壁出现反常呼吸运动,说明有多根多处肋骨骨折。

3. **影像学检查** 胸部 X 线可明确诊断肋骨骨折(图 2-1-1),但对于肋软骨骨折、青枝骨折、肋骨骨折重叠或无错位时,则难以发现。CT 和 MRI 检查可帮助了解有无并发胸腹脏器损伤,以及损伤的部位和严重程度。

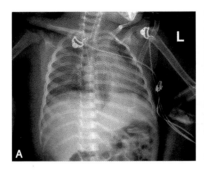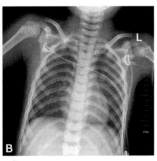

图 2-1-1 肋骨骨折 X 线检查
A. 右侧肋骨骨折;B. 左侧肋骨骨折

【鉴别诊断】

无移位性骨折是误诊的主要原因,肋骨的结构比较单薄,缺乏对比,无移位的骨折线比较细微,容易误诊,当伴有其他严重伤病时易忽略肋骨骨折的存在,如发生肺挫伤合并液气胸、心脏损伤、锁骨骨折、肩胛骨骨折及结核性胸膜炎胸膜增厚时易造成误诊。

临床上肋骨骨折还需与肺内结节状病变进行鉴别:肋骨骨折在愈合过程中,在骨折两端形成膨胀状骨痂,类似结节状肺内病变。应做 CT 检查,其分辨率高,骨小梁通过骨折缝清晰可见。

【治疗原则与方案】

肋骨骨折处理原则是镇痛、清理呼吸道分泌物、固定胸廓和防治并发症。鼓励患儿咳嗽排痰，叩背要谨慎，早期下床活动可减少呼吸系统并发症。固定胸廓的方法因肋骨骨折的损伤程度及范围不同而异。

1. 闭合性肋骨骨折

（1）单纯性肋骨骨折：可口服或肌内注射镇痛药。肋间神经阻滞和痛点封闭有较好的镇痛效果。

1）痛点封闭：在胸壁明显压痛点处用 0.5% 或 1% 普鲁卡因 5~10ml 局部注射至肋骨骨折部位和周围止痛，可同时对多个痛点封闭。

2）肋间神经封闭：用于多根肋骨骨折疼痛剧者。用 0.5% 普鲁卡因 10ml 注射在骨折肋骨的下缘，包括其上下各 1 根肋骨。封闭部位可在椎旁肋骨角、腋后线、腋前线或胸骨旁。

3）半环式胸部胶布固定：该法有稳定骨折和缓解疼痛的功效。但胸壁胶布固定后可使肺通气功能降低，易出现肺部并发症。其适应证为单纯性肋骨骨折、中下胸部的肋骨骨折。多发性肋骨骨折伴反常呼吸或胶布过敏者禁忌用此法。方法：用 5~7cm 宽的胶布数条，在呼吸状态下由后向前、自下而上将胶布叠瓦式粘贴于胸壁，相互重叠 2~3cm，两端均需超过前后正中线 3cm。固定范围包括骨折肋骨上下各 2 根肋骨。固定时间约 2 周。

（2）多根多处肋骨骨折：胸壁软化可致连枷胸，反常呼吸明显。需在伤侧胸壁放置牵引支架，在体表用布巾钳或导入不锈钢丝，抓持住游离段肋骨，并固定在牵引支架上。消除胸壁反常呼吸运动。

具备其他手术适应证而需要开胸手术时，可在肋骨两断端分别钻孔，贯穿不锈钢丝固定肋骨断端。

2. 开放性肋骨骨折 应争取在 6~8 小时内彻底清创胸部创口，妥善处理骨折端，用不锈钢丝或肋骨固定器固定肋骨断端，缝合伤口。如骨折端刺破胸膜，须行胸腔闭式引流术。

【小结】

肋骨骨折的治疗原则为镇痛、清理呼吸道分泌物、固定胸廓、恢复胸壁功能和防治并发症。镇痛方法很多，可口服或肌内注射镇痛剂和镇静剂;应用自控止痛泵;行肋间神经阻滞和痛点封闭;也可选用活血化瘀药物,如中药接骨散治疗,对减轻骨折局部软组织肿胀和疼痛、加速骨折愈合有良好效果。应积极鼓励和协助患者咳嗽、排痰及早期下床活动,有助于减少呼吸系统并发症。固定胸廓的方法因肋骨骨折损伤程度与范围不同而异。

参 考 文 献

1. Nirula R,Diaz JJ,Trunkey DD,et al. Rib facture repair:indications, technical issues,and directions. World J Sueg,2009,33(6):14-22.
2. Kaneko K. Thoracoscopic surgery. Kyohu Geka,2009,62(8):718-722.

第二节 气 胸

胸腔内积气称为气胸(pneumothorax)。气胸的形成多是由于气管、支气管、肺组织破裂和/或因胸壁伤口穿破胸膜所致。

(一) 闭合性气胸

【病因】

多来源于钝性伤所致肺破裂,也可由于细小胸腔穿透伤引起的肺破裂,或空气经胸壁小创口进入,随即创口闭合,胸腔与外界隔绝,胸膜腔内压低于大气压。随着胸腔内积气与肺萎陷程度增加,肺表面裂口缩小不漏气,气胸状态稳定,不再进展。根据胸腔内积气量和肺萎陷程度可分为小量、中量和大量气胸。小量气胸是指肺萎陷在 30% 以内,中量气胸肺萎陷在 30% ~ 50%,而大量气胸肺萎陷在 50% 以上。

【临床表现】

根据胸腔内积气量和速度及肺萎陷程度,轻症者可无症状,严重者可有明显呼吸困难。体检可见伤侧胸廓饱满,呼吸活动降低,气管向健侧移位。伤侧胸部叩诊呈鼓音,呼吸音减低或消失。胸部 X 线检查可显示不同程度的肺萎陷和胸腔积气,纵隔向健侧移位,有时伴有少量胸腔积液(图 2-2-1)。

【治疗】

胸膜腔积气量少,肺萎陷在 10% 以下时无须特殊处理。一般

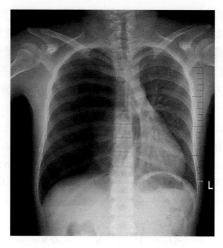

图2-2-1　左侧气胸X线胸片

胸内积气在2周内可自行吸收。肺萎陷在10%~30%,临床上出现胸痛、胸闷、气促等症状,须行胸腔穿刺术或胸腔闭式引流术。

（二）开放性气胸

【病因】

外界空气可以经胸壁伤口随呼吸自由进出胸膜腔,患侧胸腔负压消失,使胸膜腔内压几乎等于大气压。空气出入量与胸壁伤口大小关系密切。伤口面积较大者,超过气管横截面积时,经创口出入空气多,患侧肺大部分萎缩,丧失呼吸功能。伤口面积较小者,患侧肺部分萎缩,呼吸时患侧肺仍可有一定的气体交换功能。由于健侧胸膜腔仍为负压,纵隔向健侧移位,使健侧肺扩张也明显受限。吸气时,健侧胸膜腔负压升高;呼气时,两侧胸膜腔压力差减小,使纵隔在吸气时移向健侧,呼气时移向伤侧,称为纵隔扑动(mediastinal flutter)。纵隔扑动和移位会影响腔静脉回心血流,引起循环障碍。纵隔扑动可刺激纵隔和肺门神经丛,引起或加重胸膜肺休克。胸壁开放性伤口越大,所引起的呼吸和循环功能紊乱越严重。当创口很大时,如不及时封闭,常迅速导致患儿死亡。

【临床表现】

开放性气胸患儿常在伤后迅速出现明显呼吸困难、烦躁不安、口周发绀,甚至休克。胸壁可见明显的伤口与胸腔相通,随呼吸发出吸吮样声音。气管向健侧移位,患侧叩诊鼓音,听诊呼吸音减弱或消失。胸壁 X 线片可见患侧胸腔大量积气、肺萎陷,纵隔移向健侧;并可了解有无并发损伤和胸腔内异物。

【治疗】

1. **开放性气胸急救要点** 将开放性气胸变为闭合性气胸,用无菌敷料在患儿呼气末覆盖并包扎伤口。迅速转送医院,转运途中应警惕张力性气胸的发生。

2. **进一步处理** 包括输血、补液、给氧和保持呼吸道通畅、纠正休克。待患儿全身情况改善后,应尽早在气管插管麻醉下行清创术和放置胸腔闭式引流。加强呼吸道护理,翻身、拍背、雾化、吸痰。给予抗生素预防感染。如疑有胸腔内脏器损伤或进行性出血,应尽早剖胸探查处理。

（三）张力性气胸

【病因】

张力性气胸为胸壁、肺、支气管、气管和/或食管的伤口呈单向活瓣,吸气时空气进入胸膜腔,呼气时活瓣关闭,空气不能从胸膜腔排出,导致胸膜腔压力高于大气压,且胸膜腔内压不断增加,形成张力性气胸,又称为高压性气胸。患侧肺严重萎陷,纵隔显著向健侧移位,使健侧肺也受压,导致严重呼吸功能不全和低氧血症。同时纵隔移位使心脏大血管扭曲,腔静脉回流障碍甚或休克。由于胸内高压,驱使气体经支气管、气管周围疏松结缔组织或胸壁裂口处,进入纵隔或胸壁软组织,形成纵隔气肿或颈、胸、面部的皮下气肿。张力性气胸是最危重的可迅速致死的气胸类型。

【临床表现】

患儿临床表现为极度呼吸困难、烦躁不安、意识障碍、大汗淋漓、发绀、脉搏细弱、血压下降。气管、纵隔明显向健侧移位。同时会有患侧胸廓饱满,叩诊呈高度鼓音,呼吸音消失。颈、胸和上腹部有皮下气肿,扪之有捻发音。胸部 X 线检查可显示胸膜腔大量积气、肺萎陷、膈肌下陷,纵隔向健侧偏移,纵隔和皮下气肿。

【治疗】

张力性气胸患儿病情危重,急救时可使用粗针头紧急穿刺胸膜腔减压,并外接单向活瓣装置,可在针柄部外接剪有小口的柔软塑料袋或乳胶手套,使胸内高压气体易于排出。进一步处理应安置闭式胸腔引流,注意纠治休克。纵隔气肿和皮下气肿一般不需要处理,在胸腔排气减压后多可停止发展,以后自行吸收。胸腔引流管待漏气停止 24 小时后,复查 X 线胸片证实肺已充分复张时可拔出。持续漏气肺难以膨胀时,应怀疑有严重肺裂伤或支气管断裂,或有食管破裂时,应考虑开胸探查手术。

【诊断】

根据典型症状及体征临床诊断不难,再结合 X 线检查即可明确诊断。新生儿气胸有时诊断困难,用透光法可查出患侧透光度增加以协助诊断。

【鉴别诊断】

肺大疱:起病缓慢,病程较长;而气胸常起病急,病史短。X线检查肺大疱为圆形或椭圆形透光区,位于肺野内,其内有细小条状纹理;而气胸为条带状影,位于肺野外胸腔内。肺周边部位的肺大疱易误诊为气胸,胸片上肺大疱线凹面朝向侧胸壁;而气胸的凸面常朝向侧胸壁,胸部 CT 有助于鉴别诊断。

【小结】

小容积的气胸,肺萎陷在 10% 以下,无须特殊处理,一般经过 1~2 周即可自行吸收。大容积的气胸可吸纯氧 1~2 小时,胸膜腔及血液的氧梯度差增大,有利于气胸吸收。肺萎陷在 10%~30%,临床上出现胸痛、胸闷、气促等症状时,应行胸腔穿刺抽气急救,必要时采用胸腔闭式引流。对于张力性气胸如果一般闭式引流仍不能奏效,则可施行胸腔连续吸引法引流。当有支气管胸膜瘘存在时,如保守治疗失败,采用手术治疗。如复发性气胸,行胸腔镜治疗是有效而实用的方法。

参 考 文 献

1. Seger N, Soll R. Animal derived surfacetant extract for treatment of respiratory distress syndrome. Cochrane Database Syst Rev, 2009, 15 (2):CD007836.

2. Soll R, Ozek E. Multiple versus single does of exogenous surfactant for

the prevention or treatment of neonatal respiratory distress syndrome. Cochrane Database Syst Rev,2009,21(1):CD00141.

第三节 血 胸

【概述】

血液在胸膜腔间隙内积聚称为血胸(hemothorax),经常与气胸同时存在。血胸发生后不但因血容量丢失影响循环功能,还可压迫肺组织,影响呼吸功能。血胸推移纵隔,影响腔静脉回流。当胸腔内积血发生凝固,则形成凝固性血胸。血液是良好的细菌培养基,容易引起感染性血胸。持续大量出血所致胸膜腔积血称为进行性血胸。

【病因】

根据血胸发生原因不同,可将血胸分为创伤性血胸和非创伤性血胸。绝大多数血胸由创伤引起,非创伤性血胸少见。创伤性血胸是由穿透性或钝性胸部创伤引起胸膜腔积血,同时存在气胸时称创伤性血气胸。非创伤性血胸又称自发性血胸,此类患者无外伤史,但可有咳嗽、运动、负重、腹压增加、突然变换体位等诱因,大多继发于某些胸部或全身疾病,极少数患者找不到明确的病因。

【病理生理】

胸膜腔内积血,压迫周围肺组织,纵隔向健侧偏移,使呼吸循环功能受损。积血在胸膜腔内凝固形成血块,血块可机化形成纤维组织,束缚肺和胸廓,限制呼吸运动和影响呼吸功能。细菌可从伤口或肺破裂处进入,引起感染。

【临床表现】

血胸的临床表现与出血量、速度和个人体质有关。儿童全身血容量小,代偿能力弱,更容易发生失血性休克。患儿会出现不同程度的面色苍白、四肢湿冷、脉搏细速、血压下降、尿量减少、神志淡漠和末梢血管充盈不良等低血容量休克表现;并有呼吸急促、呼吸音减低等胸腔积液的临床和胸部 X 线表现。胸膜

腔穿刺可明确诊断。开放性血胸患者可见血液随呼吸运动自伤口涌出。按胸腔内积血多少分类如下(图 2-3-1):

按出血量的血胸分类

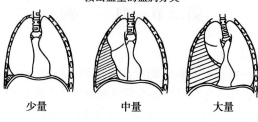

少量   中量   大量

图 2-3-1 血胸的分类

(1) 少量血胸:X 线片可见肋膈角变钝,液面不超过膈顶。

(2) 中量血胸:X 线片见胸腔积液达肺门平面。

(3) 大量血胸:X 线片可见胸腔积液超过肺门平面。

【诊断与鉴别诊断】

1. 病史 多有胸部创伤史,临床表现与出血量、速度和个人体质有关,主要有低血容量休克以及呼吸功能受限等表现。

2. 体格检查 患侧胸廓饱满、肋间隙增宽;气管向健侧移位、语音震颤减弱;局部叩诊浊音;局部呼吸音减低或消失。

3. 实验室检查

(1) 血常规:不同程度的 RBC、Hb 降低,合并感染时 WBC 升高。

(2) 胸片:积血量 < 5ml/kg 时胸片不易发现;积血量 <10ml/kg 时,肋膈角变钝;积血量约 20ml/kg 时,积液阴影位于肩胛下角平面;积血量超过 30ml/kg 时积液阴影超过肺门水平,甚至为全胸大片致密阴影和纵隔移位。合并气胸时可见气液平面。积血量少时卧位摄片常被遗漏,故应行直立位摄片,并定时(损伤后 6 小时、24 小时)X 线胸片随访。

(3) 超声检查:可看到液平面。

(4) 胸腔穿刺:胸腔穿刺抽出血液可确定诊断。

4. 鉴别诊断

(1) 横膈破裂:胸部创伤后横膈破裂,胃疝入胸腔,患者可出现呼吸困难、休克等症状,X 线胸片显示胸腔下部液气平面,可误诊为创伤性血气胸,仔细阅片可见到胃肠道轮廓影,下胸部有时可听到胃肠蠕动音,放置胃管注入造影剂可协助鉴别。

（2）陈旧性胸腔积液:病史不详的陈旧性胸腔积液患者,发生胸部外伤后的胸片显示胸部积液阴影,可误诊为外伤性血胸,胸腔穿刺抽得黄色液体或陈旧性血性液体可以区别。

（3）创伤性乳糜胸:创伤性血胸大多发生于创伤后早期,少数迟发性血胸可发生于伤后 5~18 天。创伤性乳糜胸常发生于创伤后约 2 周,与迟发性血胸可以相混淆,但前者引流量与饮食关系密切,乳糜激发试验可以协助鉴别。胸腔穿刺采集标本的性质和乳糜试验可以鉴别。

（4）脓胸:胸腔内积血可以引起低中度体温增高及血白细胞增多,须与血胸继发感染形成的脓胸相鉴别。

【治疗原则与方案】

1. 血胸的治疗原则 ①止血、补血、补液,防治休克;②排出积血,促进肺复张;③当有感染征象时给予抗菌药物。

（1）非进行性血胸:胸腔穿刺或胸腔闭式引流。

（2）进行性血胸:抗休克+尽早开胸探查。

（3）凝固性血胸:尽早手术(清除血块,并剥除胸膜表面血凝块机化而形成的纤维板)。

（4）感染性血胸:按脓胸处理,胸腔闭式引流+足量抗菌药+营养支持。引流不佳者应尽早手术清除感染性积血,并剥离脓性纤维板。

2. 注意事项 无论任何类型的血胸均不适合单纯用止血药物进行止血治疗,或者说单纯用止血药物对防止血胸的出血是无效的,否则会导致严重的不良后果。

【预后】

血胸治疗及时,预后良好。

【小结】

血胸临床表现与出血量、出血速度及个人体质有关。症状较轻、胸膜腔出血较少无需特殊治疗,可自行吸收。胸膜腔出血较多时主要表现为低血容量综合征以及呼吸功能受损,应尽早行胸腔穿刺或胸腔闭式引流,甚至手术治疗。

参 考 文 献

1. 施诚仁,金先庆,李仲智. 小儿外科学. 第 4 版. 北京:人民卫生出版社,2009.
2. 张善通,陈张根,贾兵. 小儿胸心外科学. 上海:上海科学技术文献出版社,2007.

第四节 肺 挫 伤

【概述】

肺挫伤(pulmonary contusion)是主要的胸部钝性伤,发生率占胸部钝性伤的 30% ~ 70%,肺挫伤发生后,病情复杂,死亡率达 10% ~ 20%,如不及时有效的处理可能会发展为急性呼吸窘迫综合征(acute respiratory distress syndrome,ARDS),后果更为严重。

【病因】

大多发生于钝性伤患者,常伴有骨性胸廓严重损伤,如连枷胸,但儿童胸廓弹性佳,在严重钝性暴力作用下,可能出现无骨性胸廓损伤却有肺挫伤。暴力作用于胸部,使胸腔容积迅速缩小压迫实质,造成肺实质出血、水肿,而当外力消失时,胸廓弹回又会导致原损伤区的再次损伤,常会引起患者发生呼吸困难,严重时甚至引起呼吸窘迫综合征。同时原发性和继发性的炎症,在肺挫伤及其并发症的发生发展中起着重要作用,是肺挫伤后病情复杂多变、并发症严重的主要原因之一。

【病理生理】

主要病理改变为肺泡及毛细血管损伤,并有肺泡及肺间质内出血或间质性水肿,而无肺表面的裂伤。常合并气胸、血气胸、血胸、肋骨骨折、皮下气肿、纵隔气肿,其中以肋骨骨折及血胸最为常见。

【临床表现】

临床上常见呼吸困难、咯血、血性泡沫痰及肺部啰音。

【诊断与鉴别诊断】

1. **病史** 肺挫伤患者一般都有较明显的胸部外伤史,伤后往往出现急性肺挫伤的表现,包括胸痛、气短、咳嗽、咳痰、咯血,甚至呼吸困难等。

2. **体格检查** 胸部听诊可有湿啰音或呼吸音减弱,但微小的挫伤或者损伤早期的检查可能是正常的,所以若无明显典型症状,应做影像学检查。

3. **影像学检查** 在肺挫伤的各种影像学检查中,X线胸部检查起着重要的作用,是目前临床上重要的常规检查手段,胸片可以发现胸廓的骨性病变,以及肺部的挫伤性改变,表现为粟粒样或斑片状浸润阴影,可以证实损伤侧有肺水肿、肺出血、肺不张等改变。但X线胸片的特异性、敏感性都较差,对损伤不足4~6小时或局部小面积病变容易漏诊。目前临床上常用CT作证实诊断,CT对肺挫伤敏感性高,表现为肺轮廓模糊,纹理增粗、增多,且伴有斑点状阴影或片絮状影(图2-4-1)。通过CT可明确肺部挫伤的损伤部位、损伤程度、病变性质等,对伤势比较严重无论是否合并复合伤的患者,都可以大大提高确诊率。

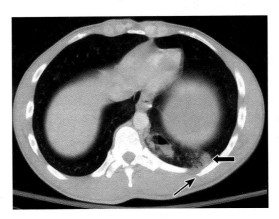

图2-4-1 肺挫伤的CT表现

粗箭头处示肺挫伤,细箭头处示肋骨骨折

4. **血气分析** 动态血气分析可随时了解患者的肺功能、机体氧合情况及水电解质内环境情况,可为早期诊断ARDS提供直接证据。

5. **鉴别诊断**

(1)肺部感染:主要依据临床症状及病史,肺部感染患者一般无外伤史,且早期即有发热、咳嗽等症状,X线表现病灶中间密度明显高于边缘,周围模糊为其主要征象。

(2)吸入性肺炎:创伤后因卧床、排痰不畅,加之昏迷等均易发生吸入性肺炎,CT检查可表现为肺内斑片样病灶。但吸入性肺炎的发生常晚于肺挫伤,临床常有昏迷误吸史,伴感染征象,CT表现多为局限性斑片状密度增高影,不会出现非常广泛的或团块状的或沿肺边缘分布的病灶,结合临床及CT表现可鉴别。

(3)肺肿瘤:主要根据病史和临床表现,而且CT示肿瘤边缘不规则,可见分叶、毛刺及胸膜凹陷等,随访复查病灶逐渐增大。

(4)肺裂伤:病史及临床症状可与肺挫伤相似。轻度的撕裂伤表现和肺挫伤相同,不易发现。较大的撕裂伤,肺组织破裂后可形成囊肿,囊肿内有液平和气体,如完全被血液充满即形成血肿。

【治疗原则与方案】

肺挫伤本身并无特殊治疗,通常应用抗生素预防肺部感染。肺挫伤最主要的危险是发展成为急性肺损伤,甚至急性呼吸窘迫综合征。

1. **一般治疗**　轻微的肺挫伤无须特殊治疗,可进行相关的对症处理。保持呼吸道通畅,减少气道分泌物;持续供氧;控制创伤性疼痛;早期使用广谱抗生素,预防肺部继发感染;使用胶体、脱水剂减轻肺间质渗出,避免肺水肿等。

2. **激素治疗**　肾上腺皮质激素能有效减轻创伤反应,抑制炎性细胞释放细胞因子和炎症介质,促进肺挫伤的愈合。应用原则是早期、大量、短疗程。

3. **积极适时处理合并伤**　肺挫伤患者常合并其他严重创伤,尤其是合并休克,促使肺挫伤患者并发ARDS且病情迅速恶化。可能合并血气胸、颅脑外伤、腹部脏器损伤、四肢及骨盆骨折等。原则上,对于危及生命的损伤应及时处理,一般创伤则先简单处理,待病情稳定后二期治疗。有针对地进行胸腔闭式引流、开颅清创、肝破裂修补、膈肌修补、小肠破裂修补、脾破裂切除等手术。抢救手术的成功实施,清除了病情进一步恶化的危险因素,为后续救治创造了条件。

4. **液体控制** 肺挫伤合并其他脏器严重损伤时常伴有失血性休克,由于肺挫伤后肺泡膜通透性增加,过量补充液体会加重肺水肿,故应限制液体输入量,在积极抗休克的同时,减少晶体的摄入量。

5. **机械通气治疗** 肺挫伤常伴有肺泡表面活性物质系统的破坏,肺泡表面张力异常升高,部分肺泡不张,导致肺通气和换气功能障碍,机械通气的目的在于利用高压手段使闭合的肺泡张开,改善肺泡内氧气的交换,保证动脉血和组织内有足够的氧合。动态观察肺部挫伤的影像学变化情况,如病灶范围进行性扩大或面积超过 20%,结合血气分析情况,宜及早进行通气治疗。

【预后】

大部分肺挫伤治疗及时,预后良好。对于严重的肺挫伤及合并多发伤的患儿应保持高度警惕,严重肺挫伤的死亡率较高,防止 ARDS 的发生,应及时转送重症监护病房严密监测,有利于预防和及早诊治 ARDS。

【小结】

肺挫伤是常见的胸部钝性伤,常合并其他严重创伤。对于危及生命的损伤应及时处理,一般创伤则简单处理,待病情稳定后二期治疗。对于肺挫伤本身并无特殊治疗,可进行相关的对症治疗。大部分肺挫伤治疗及时,预后良好。对于严重的肺挫伤及合并多发伤的患儿应保持高度警惕。

参 考 文 献

1. 施诚仁,金先庆,李仲智. 小儿外科学. 第 4 版. 北京:人民卫生出版社,2009.
2. 张善通,陈张根,贾兵. 小儿胸心外科学. 上海:上海科学技术文献出版社,2007.

第五节 气管、支气管损伤

【概述】

气管、支气管损伤(tracheobronchial injury)是指外力所致的从环状软骨至肺段支气管间气道的损伤,临床上比较少见,常发生于钝性胸部损伤、气管内压力的剧烈变化,气管、支气管受强力牵拉,造成气管、支气管的破裂或断裂。穿透伤直接与伤道路径有关,气管插管、气管切开、支气管镜检和异物摘取也可能误伤气管或支气管。气管损伤最常见在颈部和邻近隆凸部,主支气管损伤通常在隆凸2.5cm的范围内,右侧多于左侧。

【病因】

气管、支气管损伤可见于胸部闭合性损伤或开放性损伤。常见有挤压伤、坠落伤、车祸、子弹或利器伤等,也可见于医源性损伤,如气管插管、支气管镜检查、长时间机械通气和相邻气管手术误伤等。

【病理】

气管支气管创伤分为2型:Ⅰ型(图2-5-1)为损伤气道与胸膜腔相通,导致胸腔闭式引流无法控制的严重气胸;Ⅱ型(图2-5-2)为损伤气道不与胸膜腔相通,而是缩埋在纵隔内,伴有程度不同的纵隔气肿。

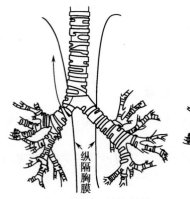
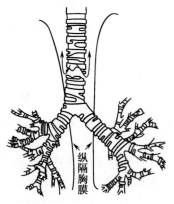

图2-5-1 右主支气管撕裂
在纵隔胸膜内的支气管断裂导致气胸

图2-5-2 主支气管撕裂
未在纵隔胸膜内的气管断裂导致纵隔气肿

低氧血症是钝性气道损伤最常见的死亡原因。低氧血症是由于气道的完整性受到破坏,使得损伤远端的肺实质无法通气所致。由于损伤的支气管动脉或邻近结构出血,常继发血液流入气道并在气道中凝固,使创伤远端的大段气道阻塞,进一步加重低氧血症。

【临床表现】

1. **症状** 气短、血痰和不同程度的呼吸困难。气管上部损伤时,还会出现哮鸣。严重的气管或支气管损伤时,立即出现发绀或休克。

2. **体征** 纵隔气肿和皮下气肿是十分常见的体征,其严重程度与气道损伤的部位和轻重有关。气道外伤常有气胸,多为张力性气胸。轻度气道损伤患者,有时仅有纵隔气肿和颈部皮下气肿。支气管损伤者,常有同侧呼吸音减低或消失。

3. **肺部感染症状** 支气管部分损伤后,远端肺组织感染,甚至并发肺脓肿或脓气胸,出现高热、咳脓痰、胸痛等症状。部分支气管完全断裂者,远端肺组织可不发生感染而表现为持续性肺不张。

【诊断及鉴别诊断】

1. **病史** 详细了解致伤因素、受伤过程和外力作用机制,对诊断很有帮助。

2. **症状和体征** 对于严重的胸部钝性伤患者,如果有呼吸困难、咯血和皮下气肿,应高度怀疑气管支气管损伤。安放胸腔引流管后治疗效果欠佳的气胸,应高度怀疑有无大气道损伤。

3. **影像学检查** 直立后前位 X 线常可见皮下气肿、气胸、纵隔气肿和胸腔积液。颈椎侧位片还可以见前筋膜有气体阴影存在,这是气道损伤最有力的间接证据;还可以直接看到进入气管或支气管的异物。

4. **纤维支气管镜检查** 对怀疑有气道损伤的患儿来说,早期支气管镜检查是气管支气管创伤最有效的诊断定位方法。

5. **鉴别诊断**

(1) 单纯性气胸:可有外伤史,有胸痛、呼吸困难等表现,X线单纯性气胸肺尖仍保持在主支气管水平以上,而支气管断裂可以看到伤侧肺完全萎缩且下落到其肺门附近附着点以下。

(2) 肺创伤:有胸部外伤史,有不同程度的呼吸困难、胸痛、咯血等表现,胸部软组织损伤、皮下淤血和皮下气肿等症状。

肺裂伤往往伴有大量失血,导致休克,X线可有明显的局限性或弥漫性斑点、斑片影。

【治疗原则与方案】

气管支气管创伤的外科治疗,应根据创伤的严重程度、范围、时间、有无并发症及全身情况,而采取不同的处理原则和方法。

1. **非手术治疗** 保持呼吸道通畅,纠正休克和缓解张力性气胸。损伤小于气道周长1/3者,经胸腔闭式引流后肺复张,并能保持长久而不再萎缩,在严密监测患儿症状、体征和胸部X线片变化条件下,可试行非手术治疗。

2. **手术治疗**

(1) 术前准备:通常为急诊手术,只要患儿全身情况允许,都应立即进行开胸探查,争取早期缝合修补。

(2) 麻醉:通常为全身麻醉。

(3) 气道修复:气道修复的手术原则是彻底清创、黏膜对黏膜缝合及用一些具体方法加固气道吻合口。远端气管或支气管损伤可以采用标准后外侧开胸切口,经第四或第五肋间经胸;右侧开胸适宜修复纵隔气管、右主支气管和左主支气管;并发无名动脉或静脉损伤的近端主支气管损伤,可以经胸骨正中切开修复。

气管或支气管损伤的破裂口边缘修整后,用可吸收缝线进行间断全层缝合,并用附近胸膜或其他组织瓣覆盖包绕。对气管支气管完全断裂者,应将近、远侧两端做部分游离修整,使两端接近无明显张力,然后行间断缝合。

(4) 肺切除术:损伤远侧肺组织已有反复严重感染者,一般不宜做重建,而需行肺叶切除术。

3. **术后处理** 基本处理包括积极清除气管支气管分泌物、预防感染、有效止痛、保证通气和氧合。要严密观察远侧肺复张情况,根据体征和X线胸片做出判断。保持呼吸通畅,加强胸部理疗和雾化吸入,鼓励咳嗽。

4. **术后并发症** 手术并发症为气管、支气管再狭窄,支气管胸膜瘘和脓胸。可使用糖皮质激素减轻吻合口黏膜水肿情况。所有患儿均须预防性使用广谱抗生素,预防感染。

【预后】

气管、支气管损伤治疗及时者,预后良好;延迟诊断、病情危重未能早期修复重建者或并发远侧肺感染者,行肺切除术后一般预后良好。

【小结】

气管、支气管损伤原则上一经确诊应立即手术。早期支气管镜检查是有效的诊断定位方法。术后注意并发症预防及治疗。对于肺反复感染者,可行肺切除术。

参 考 文 献

1. 施诚仁,金先庆,李仲智. 小儿外科学. 第 4 版. 北京:人民卫生出版社,2009.
2. 张善通,陈张根,贾兵. 小儿胸心外科学. 上海:上海科学技术文献出版社,2007.

第六节　创伤性膈肌破裂

创伤性膈肌破裂(traumatic rupture of the diaphragm)可分为穿透性及钝性膈肌损伤。穿透性膈肌损伤多由火器或锐器所致。钝性膈肌损伤的致伤暴力大,损伤机制复杂,常伴有多部位损伤,部分患儿伤后可漏诊膈肌损伤,数年后发现膈疝才被明确诊断。

(一) 穿透性膈肌损伤

穿透性膈肌损伤常见于下胸部或上腹部穿透性损伤累及膈肌。穿透性暴力同时伤及胸部、腹部的内脏,穿透性暴力所致单纯膈肌损伤较少见,一般同时多存在血气胸、腹腔积血、积气等,以及空腔脏器穿透所致腹膜炎体征。

【临床表现】

穿透性膈肌损伤,可以胸部伤表现为主,如胸痛、呼吸困难、血胸和气胸等,也可以腹部伤表现为主,如内出血和腹膜炎表现。严重的患儿可出现创伤性休克。凡伤后有腹部伤症状、体征或腹部伤出现胸部症状时,均应考虑胸腹联合伤并发膈肌破裂的存在。

【诊断】

床边超声检查,可快速、准确地判断伤情。胸部 CT 检查诊断准确率较高。诊断性胸腔穿刺及腹腔穿刺也是判断伤情简单有效的措施。

【治疗】

穿透性膈肌损伤治疗在于防治休克,一般均需要手术治疗,根据伤情及临床表现选择经胸和经腹切口,控制胸腹腔内出血,并对于损伤的器官及膈肌进行修补。

(二) 钝性膈肌损伤

钝性膈肌损伤常见于胸腹挤压伤、爆震伤、坠跌伤和车祸伤等。受伤时膈肌附着的胸廓下部骤然变形和胸腹腔之间压力梯度骤增引起膈肌破裂,钝性所致膈肌裂口较大,长度一般在 8～10cm,80%以上的膈肌破裂病例发生在左侧,右侧膈肌由于有肝脏的缓冲作用,破裂机会明显少于左侧。膈肌破裂时覆盖膈肌的腹膜及胸膜同时破裂,腹腔内脏器通过膈肌破裂处可进入胸腔。左侧膈肌破裂后进入胸腔的脏器常为胃(图 2-6-1)、小肠、左侧横结肠(图 2-6-2)、脾和大网膜等。右侧膈肌破裂后进入胸腔的脏器常为肝脏。

【临床表现】

单纯性膈肌损伤初期临床症状和体征轻微,易被忽视。如

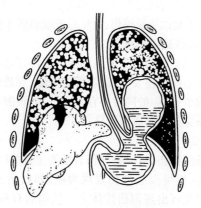

图 2-6-1 创伤性膈肌破裂
胃疝入左侧胸腔

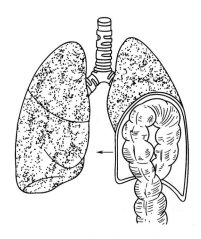

图 2-6-2 创伤性膈肌破裂
左侧横结肠疝入左侧胸腔

有血气胸和胸腔内疝入脏器造成肺受压及纵隔移位,可引起呼吸困难、患侧呼吸音低等;疝入胸腔的腹内脏器发生嵌顿或绞窄,可出现消化道梗阻或腹膜炎的临床表现。

【诊断】

膈肌破裂后首选胸部 X 线检查,但其缺乏特异性。如胸片上膈肌影位置异常缺乏完整性应怀疑膈肌损伤。有可疑的患儿可选择超声、CT、MRI 等检查,可以提高早期诊断率,通过 X 线、CT 等检查不能确诊者,可选择胸腔镜探查。对慢性患者进行胸部 CT 或者上消化道造影可明确诊断。膈肌破裂不能排除的病例,禁忌做胸腔穿刺及胸腔闭式引流术,避免损伤腹腔脏器。

【治疗原则】

一旦诊断为膈肌破裂或伴有膈疝,应尽早进行膈肌修补术。如同时伴有膈疝禁忌做胸腔穿刺或胸腔闭式引流术,因可能误伤疝入的腹腔脏器。视具体伤情选择经胸或经腹路径。治疗原则:修补膈肌裂口,回纳疝入脏器,清除胸腹腔内积液,并置胸腔闭式引流。术中仔细探查胸腹腔脏器,如损伤应予以处理。

【小结】

根据胸腹部外伤史、创伤性膈疝的临床表现,以及 X 线、CT

等相关辅助检查,明确诊断并不困难。早期临床表现轻微或被合并症所掩盖,容易漏诊。创伤性膈肌破裂一经明确诊断,应行手术治疗。

参 考 文 献

1. 郎宇横,汪端,李良. 膈肌损伤的诊断与治疗. 中国胸心血管外科杂志,1997,13(5):290-292.
2. Waldscjmidt ML,Laws HL. Injuries of the diaphragm. Trauma,1980,20:587-592.
3. Adegboye VO,Ladipo JK,Adebo OA,et al. Diaphragmatic injuries. Afr J Med Med Sci,2002,31:149-153.
4. Mccune RP,Roda CP,Eckert C. Rupture of the diaphragm caused by blunt trauma. Trauma,1976,16:531-537.

第七节 创伤性窒息

【概述】

创伤性窒息是突发钝性闭合性胸部或上腹部挤压致心肺压力骤增所造成的上腔静脉末梢损伤的综合征,发生率占胸部损伤的2%~8%。本病常见于十分强烈的暴力,如房屋倒塌或车辆突然挤压胸部所致,以面部、颈部、胸前上部皮肤发绀,以及口腔黏膜和眼结膜淤血为特点。若无颅内出血和其他并发症,则预后良好。

【病因】

创伤性窒息的发生至少需要4个因素:①深吸气;②声门紧闭;③胸腹肌肉强烈收缩;④胸部或腹部受暴力挤压。

【病理】

胸部或上腹部受暴力挤压后胸腔内压突然增高,同时在受挤压的瞬间,声门反射性紧闭,使肺内空气不能外溢。这两种因素同时作用后引起胸膜腔内压骤然升高,压迫心脏和大静脉,引起右心血液逆流而导致静脉过度充盈和血液瘀滞,并发广泛的毛细血管破裂和点状出血,甚至小静脉破裂出血。

【临床表现】

典型临床表现包括头、颈、胸和上肢范围的皮下组织,以及口腔黏膜和眼结膜均有出血性瘀点或瘀斑,严重时皮肤和眼结膜呈紫红色并水肿。眼球深部组织内有出血时可致眼球外凸,角膜周围血管扩张淤血,呈紫色环型;视神经或视网膜破裂出血时可致视力障碍,甚至失明。颅内轻微的点状出血和脑水肿产生缺氧,可引起一过性意识障碍、头昏、头胀、烦躁不安,少数有四肢抽搐、肌张力增高和腱反射亢进等现象,瞳孔可扩大或缩小。若发生颅内血肿则可引起偏瘫和昏迷。多数患儿有胸闷、胸部不适、呼吸急促和窒息感,严重时可有呼吸困难,多由肺实质广泛出血所致。

【诊断与鉴别诊断】

根据胸部或上腹部挤压伤病史,结合上腔静脉系统末梢皮肤或黏膜有点状出血,尤其是眼结膜水肿、巩膜出血等,诊断并不困难,必要时可行胸部影像学检查协助诊断。

【治疗原则与方案】

单纯创伤性窒息者可取半卧位休息,鼓励其咳嗽、咳痰,保持呼吸道通畅,反复吸净气道内分泌物,有呼吸困难者予以吸氧。适当止痛和镇静,如有烦躁不安、抽搐时可用止痉药物。同时应用抗生素预防感染,对皮肤黏膜出血点或瘀血斑,无须特殊处理,2~3星期可自行吸收消退。一般应限制静脉输液量和速度,对出现神经系统症状者适量应用脱水剂、皮质激素、保护脑细胞功能的药物和措施。对于并发损伤应采取相应的急救和治疗措施,包括防治休克、血气胸处理、及时行开颅或剖腹手术等。

【预后】

单纯创伤性窒息者一般不引起生命危险,仅需在严密观察下给予对症治疗。对于并发其他脏器损伤的患儿应采取积极治疗措施。

【小结】

依据胸部或胸腹部受挤压的病史及典型的皮肤黏膜改变,诊断并不困难,关键是对创伤性窒息导致的脑水肿、创伤性湿肺、肋骨骨折等合并症的早期诊断,CT、X线等检查可为诊断提供依据。治疗应强调合并症的处理,如无合并损伤,一般预后良好。

参考文献

1. 张善通,陈张根,贾兵.小儿胸心外科学.上海:上海科学技术文献出版社,2007.
2. 赵映敏,陈沛文,张智民,等.儿童创伤性窒息44例临床分析.小儿急救医学,2001,8(1):55-56.

第八节　心脏损伤

【概述】

心脏损伤多发生于战时、工矿企业、建筑工地、行车意外,以及因老年心壁脆弱等因素导致,尚无确切发病率统计。但根据临床统计,约35%的心脏穿透伤发生在右心室,这是因为右心室位于前面较易受伤;发生在左心室者占25%,其余为双心室、心房或心包、大血管;约30%的患者两个心腔同时受伤。在心脏钝性伤中,各腔室受伤而破裂的机会均等。

【病因】

心脏损伤多数由高速行驶时汽车车祸所致,司机被挤压于车身和方向盘之间。锐性伤多由刀刺、枪弹引起。心脏挫伤亦可因高空坠地或胸壁前后受物体强烈挤压所致,多见于地震或建筑工地塌方,心脏突然受胸骨和脊柱的加速度挤压,各心腔特别是左心室内的压力骤然上升,游离心室壁、心房壁、室间隔、心瓣膜结构等均可发生破裂或穿孔。偶然也可发生冠状动脉瘘。轻症钝性创伤主要导致不同程度的心肌挫伤,多见于右心室。心脏穿透伤还可发生于医源性损伤,如进行各种心导管检查时。

【病理】

心脏的钝性创伤可由轻度、无症状的心肌挫伤到心腔破裂。心包破裂可单独发生或同时伴有心肌损伤。因钝性伤造成的冠状动脉撕裂或血栓栓塞虽属罕见,但仍有可能发生。心脏因钝性伤导致破裂并不常见,但这类患者多数往往在被救治之前即因大出血而死亡。偶有患者因心包腔积血的压塞和出血后心脏充盈压降低,破口处的出血暂时停止。心脏钝性损伤的机制可能是在舒张末突然严重的胸腔挤压。

【临床表现】

患者可表现为胸痛,并向肩部和肩胛间放射。钝性伤者,约30%者有前胸壁伤痕,锐性伤者则可见胸壁伤口。同时还可表现为气急、苍白、大汗等,但这些均为非特异性症状。重症患者入院时多数表现为失血性休克或心脏压塞症状,病情危急。

【诊断及鉴别诊断】

1. **病史**　心脏锐性枪弹、撞击或刀刺伤史等。

2. **症状和体征**　往往胸壁有明显的伤口,不少患者因心脏压塞和出血呈休克状态,但也有些患者血压正常。

3. **影像学检查**　胸部 X 线片可见心影增宽,但急性期心包延伸有限,心影饱满增大,并不一定显著扩大。CT 和 MRI 检查虽然极具诊断价值,但对危急患者会因搬运和检查操作而延误抢救时机。超声心动图在诊断心包积液和心脏压塞方面有极高的准确性。

4. **心包穿刺**　为有创检查方法,既可明确诊断又有治疗作用。通常在剑突下或剑突肋间角进针,与皮肤呈 30°~40°,针头指向左肩,进针时维持吸气状态。可将心电图导联线连接于针尾,一旦针头接触心肌,即可显示心电波形。如抽吸所得血液经放置后不凝固,即证实诊断。

【治疗原则与方案】

因出血性休克、心脏压塞或两者兼有,患者往往表现为明显的血流动力学障碍,严重者生命体征逐渐消失,此时应急诊作剖胸探查术。不管有无心脏压塞,均应打开心包腔,暴露整个心脏,一旦发现破口,即用手指压迫控制出血。

1. **手术疗法**　虽然许多心脏穿透伤患者病情危急,但也有些患者血流动力学表现相对稳定。大多数患者心包腔内出血已被压塞,静脉回流至右心室受阻。尽管在大多数情况下静脉内输液能起到暂时的改善作用,但静脉输液增加了心腔内压,从而增加心排血量,同时也增加心脏裂口出血,如果输液后暂时改善血流动力学,不久又恶化需要更快速的输液才能维持,则应考虑心脏压塞的可能。对心脏压塞患者,应尽量避免用正压呼吸,否则会导致致命的血流动力学损害。正压呼吸会增加胸膜腔内压,进一步减少静脉回流。

胸部正中切口可使右心房和右心室得到最好暴露,左侧切口进胸则能较好显露左心房和左心室,特别是左心房。大多数心脏损伤的修补可不必用体外循环。如室壁破口较大不能用手指压迫止血,以及在术前诊断或术中发现室间隔穿孔、主动脉瓣、三尖瓣或二尖瓣严重反流者,则必须建立体外循环,作相应的瓣膜成形甚至替换。

2. 术后处理 术后可适度应用皮质激素减轻心肺组织间质水肿。常规留置临时起搏导线备用。术后严密监测,注意心、肺、肾功能情况,联合应用多巴胺、多巴酚丁胺、肾上腺素、硝普钠等血管活性药物,以提高心输出量,改善周围器官灌注,可有效降低术后低心排血量综合征的发生率和病死率。

3. 术后并发症及预防 心脏损伤后综合征:发热、心前区疼痛、干咳、肌肉关节痛,以及白细胞增高、血沉加速等;可出现纤维素蛋白性或渗出性心包炎、心脏压塞。一般为自限性,只需要休息及对症治疗。

【预后】

心脏穿透性创伤发生后,如处理得当、及时手术,约80%的患者可以得救。而战场上的弹片伤救治效果相对较差,与受伤范围、入院时的一般情况,以及伴随的其他脏器损伤有关,总体救治率约为40%。

【小结】

心脏损伤在临床上较少见,情况紧急,诊断主要依靠创伤史、临床表现和超声心动图检查。明确诊断后应立即行手术治疗,手术应力求简单有效、以抢救生命、控制出血为主。处理得当者,总体预后良好。

参 考 文 献

1. 吴在德,吴肇汉.外科学.第 7 版.北京:人民卫生出版社,2008.
2. 纪勇,陈国强,黄斌,等.创伤性心内结构损伤的诊治.中华胸心血管外科杂志,2009,25(06):408-409.
3. 殷桂林,王荣平,胡建材.心脏破裂伤的急救.中华胸心血管外科杂志,2007,(01):47-48.

第三章　胸部外科疾病

第一节　漏　斗　胸

【概述】

漏斗胸（pectus excavatum）是最常见的先天性胸壁畸形,发病率亚洲国家高于欧美,我国各地均有散在发病,男女发病比例约为4:1。漏斗胸主要特征为胸骨柄下缘至剑突上缘胸骨体向背侧倾斜凹陷,两侧下部肋软骨也同时向背侧弯曲,使前胸下部呈漏斗状,凹陷顶点通常在胸骨体下端和剑突交接处。

【病因】

漏斗胸的病因目前尚不明确。虽然佝偻病可以引起漏斗胸,但多数漏斗胸是先天性发育异常所致。有学者认为与膈肌中心腱过短牵拉胸骨末端和剑突有关,也有学者认为在胎儿发育过程中,胸骨、肋骨发育不平衡,肋软骨过度生长所致,过长的肋软骨向后弯曲,引起胸壁凹陷形成漏斗胸。近年来研究表明遗传因素是重要的病因。

【病理】

由于胸骨体下端向内向后进行性凹陷,使该处胸廓前、后径缩短,导致胸内脏器受压,心脏向左侧移位,可影响心脏舒张、心排血量减少,又因心脏紧贴前胸壁,压迫造成心肌局部缺血,可致束支传导阻滞、心律失常和心肌损害。两肺也因胸廓向内受压,影响肺通气功能,常易发生肺部感染或生长发育落后等。

【临床表现和诊断】

绝大多数漏斗胸患儿出生后不久前胸部即出现浅的凹陷,多以剑突处明显。明显凹陷者由于胸壁对心、肺造成挤压,气体交换受限,肺内易发生分泌物滞留,故常发生上呼吸道感染。多数患儿有运动耐量减退的表现,稍事体力活动后即有心悸、气促等症状,但严重影响心、肺功能者并不多见。漏斗胸除对患儿有生理上的影响外,还对患儿和家长造成较大的精神负担和心理压力。

体格检查:一般均比同龄儿瘦弱、矮小。可见前胸下部向内、向后凹陷呈漏斗状(图3-1-1),可伴有两侧肋骨不对称畸形,漏斗中心可在中心线或略偏斜,心尖冲动左移。体形改变可见肩前倾、后背弓、前胸凹、腹膨隆的表现,称漏斗样体征。部分患儿还合并有胸肌发育不良、扁平胸等。

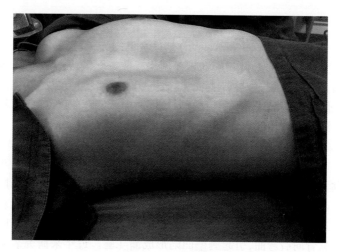

图 3-1-1　漏斗胸

胸部 X 线检查显示胸骨下部和相邻肋软骨明显下陷,侧位胸片胸骨体明显向后弯曲,脊柱与胸骨间距缩短。心影多向左侧胸腔移位,心影的中部有一个明显的放射线半透明区,右心缘常与脊柱重叠,个别严重的患儿心影可以完全位于左胸腔内,年龄较大的患者脊柱多有侧弯。

胸部 CT 检查可清楚显示胸廓前部凹陷的程度和范围,以及心脏和肺的受压情况。中、重度漏斗胸患者应常规进行肺功能测试和心电图检查,了解心肺功能情况。

【治疗原则和方案】

手术是治疗漏斗胸唯一有效的方法。手术治疗的目的:

①矫正胸壁畸形,解除心、肺受压,改善心肺功能;②预防漏斗胸体征的继续发展;③解除患儿的心理障碍。

1. **手术适应证** Haller 指数大于 3.2、漏斗指数大于 0.2 均应手术。一般认为手术矫正适宜的年龄是 4~12 岁,此时患儿的胸廓柔韧性、弹性好,并具较好的依从性,利于术中操作和术后恢复。多数学者认为 3 岁以内儿童由于体质弱、骨质较软、肋软骨易变形(佝偻病活动期),只要无明显心肺功能障碍应先行随访,同时观察有无自行矫正的可能。

2. **漏斗胸评估方法**

(1) Haller 指数:为 CT 扫描胸廓最凹陷处的横径和前后径的比值,可精确计算胸廓畸形的程度,可作为评估手术适应证的方法。如不对称的漏斗胸,凹陷最低点不在脊柱前方,则在脊柱前方和凹陷最低点画两条水平线,按两线间的距离计算修正的 CT 指数。正常人平均指数为 2.52,轻度为<3.2,中度为 3.2~3.5,重度>3.5。

(2) 漏斗指数(funnel index,FI):也是国内常用的评估方法(图 3-1-2)。

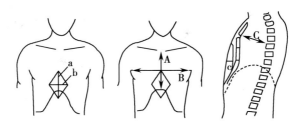

图 3-1-2 漏斗指数测定

FI=(a×b×c)/(A×B×C)。a:凹陷部纵径;b:凹陷部横径;c:凹陷深度;A:胸骨长度;B:胸廓横径;C:胸骨角至椎体前的最短距离

3. **手术方法**

(1) **胸骨翻转法**:前胸正中切口或沿乳房下做弧形切口,将胸大肌自中线切开,游离并推向两侧,暴露畸形肋骨,沿畸形外侧缘自下而上在骨膜下切断肋软骨,完全横断胸骨,使整块胸

骨软组织游离,取下胸肋复合体,翻转后,削平胸骨特别凸出部分,胸骨柄与翻转胸肋复合体用粗线和钢丝固定,肋软骨切除过长段后与相对应的肋骨缘缝合固定,间断缝合骨膜,胸壁分层缝合,胸骨后置引流管。此类传统的手术创伤较大,且术后并发症多,目前很少使用。

（2）肋骨成形+胸骨抬举术:切口同前,暴露畸形肋骨,在骨膜下切除两侧畸形的肋软骨段 2~4cm,一般切除第 4~6 根,常为第 3~7 根,同时切除剑突,在胸骨柄下做楔形截骨,将凹陷的胸骨抬举,以粗线缝合胸骨截骨端和肋软骨断端,胸骨后置引流管,术后胸带包扎固定胸部,可预防术后反常呼吸;也有同时应用克氏钢针或钢板支架作胸骨体内固定术。此类手术创伤也较大,目前很少使用。

（3）Nuss 手术:是不截骨的内固定术代表。该术式不游离胸大肌皮瓣、不切除肋软骨和不做胸骨截骨;切口小而隐蔽、手术时间短、出血少、恢复快;最突出的是能长期保持胸部伸展性、扩张性、柔韧性和弹性。因该手术操作简单、易于掌握,达到了微创手术矫形,从而快速地被各国外科医生所接受。手术方法是先根据患儿胸廓的大小选择合适长度的钢板并调整弯曲度,然后在胸骨凹陷最低点的同一水平处两侧胸壁腋前和腋后线之间各行约 2.5cm 横切口,经胸膜外穿入引导器插至对侧,再牵引引导钢板凸面朝后拖过胸骨后方到达右侧,将钢板翻转180°,使胸骨和前胸壁突起呈现预期的形状,最后用固定器固定钢板。随着手术经验的积累和技术的不断改进,Nuss 手术已经成为矫正漏斗胸的标准术式。有学者在胸腔镜辅助下行 Nuss 手术,认为胸腔镜下可观察胸骨粘连程度以及尽可能避免对肺、心脏及大血管的损伤,尤其对于先天性心脏病术后患儿漏斗胸的矫治具有一定的临床意义。

【预后】

漏斗胸手术方法各有利弊,术后并发症主要包括气胸、创口感染、肺炎、胸骨坏死和复发,发生率较低。

【小结】

漏斗胸又称胸骨凹陷畸形,是小儿最为常见的先天性胸壁畸形。主要病变以胸骨体下端和剑突为中心,胸骨和相连的肋软骨向内凹陷形成前胸壁漏斗状畸形,最长累及第 3～7 肋软骨,有时胸骨偏向一侧,可形成对称性或非对称性畸形。手术是治疗漏斗胸唯一有效的方法,一般认为手术矫正适宜的年龄是4～12 岁。手术方式包括胸骨翻转法、肋骨成形+胸骨抬举术、Nuss 手术。随着手术经验的积累和技术的不断改进,Nuss 手术已经成为矫正漏斗胸的标准术式。

参 考 文 献

1. 张善通,陈张根,贾兵.小儿胸心外科学.上海:上海科学技术文献出版社,2007.
2. 施诚仁,金先庆,李仲智.小儿外科学.第 4 版.北京:人民卫生出版社,2009.
3. 中华医学会小儿外科学分会心胸外科学组,广东省医师协会胸外科分会.漏斗胸外科治疗中国专家共识.中华小儿外科杂志,2020,41(01):7-12.

第二节 鸡 胸

【概述】

胸骨向前隆起称为鸡胸(pectus carinatum),是一种常见的胸廓畸形,约占胸部畸形的 6%～22%,男女发病比例约为 3∶1。鸡胸有先天性和后天性之分。

【病因】

先天性鸡胸多数人认为是肋骨和肋软骨过度生长造成的,胸骨的畸形是继发于肋骨的畸形。一部分人认为膈肌的前部发育不全附着在腹直肌鞘的后面,深吸气时,腹直肌上部向内牵拉,过度生长的膈肌外侧部的肌肉收缩,使赫氏沟加深,而胸骨下部因无膈肌支持而前移,导致鸡胸畸形形成。部分患儿有明显家族史,提示和遗传基因有关。

后天性鸡胸大多是由于婴幼儿期缺乏钙质和维生素 D 的营养障碍所引起。有人认为长期慢性呼吸道感染使肺组织顺应性减低,呼吸功能减弱,为满足呼吸需要,膈肌运动加强牵拉赫氏沟内陷,逐渐形成鸡胸。

【病理】

1. **船形胸** 又称对称性鸡胸,最为常见。主要为胸骨伸长向前凸起,双侧肋软骨对称型凹陷,状若船的龙骨,严重者胸腔容积减少。侧位 X 线片上见肋骨与胸骨分离,胸骨后间隙延长。

2. **球形鸽胸** 为胸骨发育中胸骨节异常融合所致,其特征为胸骨柄、胸骨体连接处与相邻肋软骨的隆起。球形鸽胸常伴有胸骨骨化线,特别是胸骨柄、胸骨体连接处的早期骨化,在患儿 3 岁左右即可看到。

3. **单侧鸡胸** 又称非对称性鸡胸,以胸壁的一侧突出为特点,有时可伴有双侧的下陷。肋软骨畸形在此型中起重要作用,胸骨位置异常不明显。

【临床表现】

鸡胸较漏斗胸发生率低,临床症状也较轻。轻症鸡胸很少发生压迫心、肺的症状。重症鸡胸肋软骨及肋骨延长内陷(图3-2-1),胸腔容积缩小,压迫心脏和肺,影响心肺功能,常出现反复上呼吸道感染及支气管喘息,活动耐力较差,易疲劳。畸形患儿在精神上有极大负担。侧位 X 线胸片能清楚显示胸骨的畸形状况。

【治疗】

轻度鸡胸或佝偻病所致的鸡胸,不严重又不影响心肺功能者,可通过增加营养和补充钙剂、在小儿体格发育过程中加强扩胸锻炼,常可自愈。重度鸡胸畸形可手术矫治,手术适宜年龄一般为 4~12 岁。中、重度畸形者会对患儿生理及心理发育造成不良影响,应手术治疗。

手术方法

(1)上、下带血管蒂胸骨翻转术或单纯胸骨翻转术:方法基本同漏斗胸手术方法。胸骨翻转后根据胸骨柄、胸骨体、肋软骨的具体畸形情况,进行适当削平、修剪,胸骨后板横行楔形截骨,蒯除过长的肋软骨,再原位缝合固定。此术式对患儿创伤较

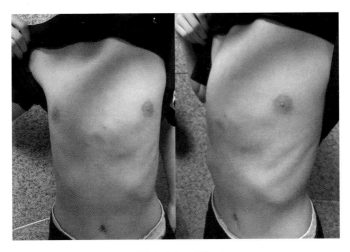

图 3-2-1　鸡胸

大,已很少使用。

（2）胸肋沉降术:胸前正中或横切口,分离两侧胸大肌,显露畸形的胸肌及两侧肋软骨,在腹直肌附着点切断腹直肌,将其翻向下方,切开肋骨骨膜,将畸形范围内受累的各肋软骨过长的部分切除,并将过长的骨膜纵向缝缩。如果胸肌畸形严重需要做横断楔形截骨,使胸骨变平,然后用钢丝固定,拉拢缝合胸大肌并将腹直肌缝合固定,使其附着于胸骨更高位置。手术前行胸片及胸部 CT 检查,若胸骨与心脏之间没有肺组织,术后就可能发生胸骨压迫心脏,手术时要适当抬高胸骨位置。此术式对患儿创伤较大,已很少使用。

（3）反 Nuss 手术:测量胸骨隆起最高点平面至两侧腋中线位置,于胸壁左右两侧腋中、后线处做 2cm 切口,分离至邻近两肋骨表面,剥离骨膜,钢丝穿过两肋骨骨膜下,同时连接钢板固定片,分离皮下组织向胸骨隆起最高点做贯通内隧道,用导引钳自右侧切口将调整好的矫形钢板沿隧道拖出,翻转钢板,将钢板插入固定片中,均匀力量下压钢板,钢板与胸廓相贴合。收紧钢丝将固定片与肋骨固定,并用钢丝固定钢板。反 Nuss 手术具有创伤小、疼痛小、矫形效果好的优势,已成为常规的术式。

【预后】

轻度鸡胸或佝偻病所致的鸡胸,不严重又不影响心肺功能者,预后良好。重度鸡胸可手术矫治,可纠正畸形,减轻对心脏和肺的压迫,预后较好。

【小结】

鸡胸分为先天性和后天性,后者多为营养障碍所致,多见于幼儿期,为佝偻病的一种表现。鸡胸过早手术由于骨质较软,有复发可能,且后天性鸡胸在发育过程中有自行纠正的可能。因此对于 3 岁以下的鸡胸患儿,应积极给予抗佝偻病治疗,包括饮食疗法、维生素 D 疗法,必要时同时补钙,一般轻度鸡胸随体格生长会逐渐消失,加强体格锻炼,如扩胸、俯卧撑等运动,可促进畸形的改善。到青少年时期,因骨质逐渐变硬,且影响患儿心理健康,同时在行走、坐立时,为掩盖凸起的胸部,造成驼背。异常的姿势及缺乏锻炼反而会加重畸形。因此,对年龄大的患儿和对心肺有影响者,可以手术治疗。

参 考 文 献

1. 付向宁,胸外科疾病诊疗指南. 第 3 版. 北京:科学出版社,2013.
2. 肖海波、张辅贤、丁芳宝,等. 微创胸骨沉降术矫治鸡胸. 中国胸心血管外科临床杂志,2013(5):555-559.
3. 徐冰,刘文英. 微创手术治疗鸡胸. 中华小儿外科杂志,2012(12):951-953.
4. 中华医学会小儿外科学分会心胸外科学组,广东省医师协会胸外科分会.漏斗胸外科治疗中国专家共识. 中华小儿外科杂志,2020,41(01):7-12.

第三节 乳 糜 胸

【概述】

淋巴液在胸腔内的过量积聚,称为乳糜胸。小儿乳糜胸是一种少见的疾病,病因通常是淋巴系统先天发育异常、手术或外伤损伤胸导管,或是胸腔内肿瘤压迫和破坏胸导管。

【病因】

任何引起胸导管或胸腔内毛细淋巴管破裂的疾病和损伤，均能引起乳糜胸。最常见的直接原因是胸导管的损伤，乳糜液从胸导管的破损处漏出，在胸腔内积聚，形成乳糜胸。根据造成胸导管漏的原因，乳糜胸分为创伤性和非创伤性两大类。创伤性乳糜胸最多见的原因是医源性损伤，如食管手术或胸部外科手术后的并发症。在儿科领域，先天性心脏病手术是并发乳糜胸最常见的原因。新生儿乳糜胸主要是由于分娩时过度的拉伸造成胸导管损伤所致。非创伤性乳糜胸包括先天性和阻塞性两种情况。先天性乳糜胸较为罕见，阻塞性乳糜胸最常见的病因是肿瘤对胸导管的阻塞。极少数无法找到病因，归为特发性乳糜胸。

【病理】

1. **胸导管的解剖**　胸导管是全身最大的淋巴管，全身约3/4淋巴回流的最终通路，胸导管大部分走行在胸腔内(图3-3-1)。胸导管经主动脉裂孔穿过膈肌进入胸腔，沿脊柱右前方和胸主动脉与奇静脉之间上行，至第5胸椎高度经食管与脊柱之间向左侧斜行，沿脊柱左前方上行，经胸廓上口至颈部，注入左静脉角。胸导管的大部分在胸腔右侧走行，故乳糜胸以右侧多见；当胸导管在从右侧穿向左侧的部分发生破损时，会造成双侧乳糜胸。而胸导管的解剖变异也很多，故胸外科手术损伤胸导管的潜在原因也较多。由于胸导管同时发出许多较细的侧支注入奇静脉和肋间后静脉，故结扎胸导管末段，一般不会引起淋巴水肿。

2. **乳糜液的产生**　淋巴管除了回流淋巴液之外，还有一个重要功能是参与脂肪吸收。自小肠绒毛处吸收的脂类与载脂蛋白合成乳糜微粒，后扩散入毛细淋巴管，经由淋巴回流进入血液循环。胸导管内含有乳糜微粒的淋巴液呈白色，故称乳糜液。乳糜液漏入胸腔后引发患儿胸痛，造成患儿不敢用力呼吸，呼吸浅，随着漏出液的增加，患儿出现呼吸困难、呼吸音减低、纵隔向健侧偏移等胸腔积液的临床表现。乳糜液中除了大量的蛋白质和脂质外，还含有大量的淋巴细胞。人体每日的乳糜液回流量

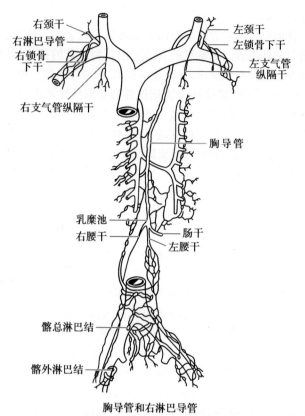

右颈干
右淋巴导管
右锁骨
下干

左颈干
左锁骨下干
左支气管
纵隔干

右支气管纵隔干

胸导管

乳糜池
右腰干
肠干
左腰干

髂总淋巴结

髂外淋巴结

胸导管和右淋巴导管

图 3-3-1　胸导管解剖图

根据饮食的不同而变化,高脂饮食及饮水量的增多会增加乳糜液的回流量。如患儿持续胸腔内引流乳糜液,会引起营养不良、低蛋白血症及免疫功能障碍。

【临床表现】

通常乳糜胸的症状不明显,缺乏特异性,但随着胸腔内大量乳糜液的积聚,可逐渐出现呼吸加快、心动过速和血压降低的表现。临床表现主要为胸痛、胸闷、气促、呼吸困难进行性加重、血氧饱和度下降,肺部出现典型的胸腔积液体征,如肋间隙增宽、饱满,患侧胸部语颤消失,叩诊浊音,呼吸音减低,气管偏向健侧等。

【诊断】

乳糜胸的诊断依赖于临床症状如胸闷、气促,有胸腔积液的体征,以及胸腔穿刺或引流出乳白色液体不凝固时,应疑为乳糜胸。但病因诊断尚有一定困难。胸部及上腹部的 CT 检查有助于诊断继发于恶性肿瘤的乳糜胸。

【鉴别诊断】

临床须与脓胸和假性乳糜胸相鉴别,在鉴别时应注意以下两点:①在真性乳糜液中,仅有 50% 呈乳状,一般呈白色混浊,也可呈浅黄色或粉红色,无异味,比重在 $1.012 \sim 1.025$,pH($7.40 \sim 7.80$)偏碱性,蛋白>30g/L,细胞数较少,主要为淋巴细胞[$(0.4 \sim 6.8) \times 10^9/L$],罕见中性粒细胞,细菌培养为阴性,显微镜下可见脂肪小滴,乳糜液脂肪含量一般>40g/L,甘油三酯含量高(当>1.1g/L 时可诊断,若<0.5g/L 时可排除),胆固醇含量较低,胆固醇/甘油三酯<1.0。②乳状胸水并非都是乳糜胸,有可能是脓胸或胆固醇性胸膜炎所形成的假性乳糜液。真性乳糜液加乙醚摇荡后因脂肪析出而变清澈,脂肪及甘油三酯含量高,苏丹Ⅲ染色阳性,脂蛋白电泳可见乳糜微粒带;假性乳糜加乙醚摇荡不能变清澈,肉眼或镜下可见析光性强的胆固醇结晶或大量退行性细胞,不含脂肪球及乳糜微粒,胆固醇多高达 2.5g/L。

【治疗原则与方案】

乳糜胸治疗取决于乳糜胸的严重程度。治疗原则是解决呼吸困难、关闭乳糜液的渗漏、营养支持。治疗方法包括非手术治疗和手术治疗。

1. **非手术治疗**　首要目标是减少乳糜胸的漏出。在胸腔闭式引流的条件下,严格限制脂肪的摄入,给予高碳水化合物、高蛋白饮食,并控制液体摄入量,必要时可予静脉营养。进一步的治疗根据病情及病因而选择不同的治疗方案。创伤性乳糜胸的患儿,如经非手术治疗乳糜液流量减少,脏壁层胸膜贴近,可予胸腔粘连治疗。

2. **手术治疗**　手术适应证:适于非手术治疗无效,经胸腔闭式引流、控制饮食、静脉营养支持,乳糜液量仍不能减少者;患儿呼吸困难加重,营养状况恶化。由于新生儿及婴儿的胸导管非常细小,手术中误伤其他组织的可能性较大,因此,对于儿童乳糜胸,年龄越小越倾向于非手术治疗。对于胸腔内肿瘤所继发的乳糜胸,应先针对原发疾病治疗,可行手术切除肿瘤同时结扎胸导管,而后根据病情选择适合的治疗手段。

【术后处理】

术后常规放置胸腔闭式引流,继续禁食、限制脂肪的摄入,给予高碳水化合物及高蛋白饮食,限制液体入量,予静脉营养,根据患儿手术切口、血象及 X 线片显示肺部情况,必要时应用抗生素防治感染。

【预后】

一般情况下如诊断及时,并得到正确有效的治疗,大多预后良好。但对结扎无效的乳糜胸治疗困难,预后欠佳。

【小结】

小儿乳糜胸是一种少见的疾病,病因通常是淋巴系统先天发育异常、手术或外伤损伤胸导管,或是胸腔内肿瘤阻塞和破坏胸导管。诊断依赖于临床症状、体征及胸腔穿刺。治疗原则是解决呼吸困难、关闭乳糜液的渗漏及营养支持。治疗方法包括非手术治疗和手术治疗。

参 考 文 献

1. 施诚仁,金先庆,李仲智. 小儿外科学. 第 4 版. 北京:人民卫生出版社,2009.
2. 张善通,陈张根,贾兵. 小儿胸心外科学. 上海:上海科学技术文献出版社,2007.

第四节　支气管源性囊肿

【概述】

先天性支气管源性囊肿(congenital bronchial cysts)是胚胎发育时期气管、支气管树分支异常的罕见畸形,分为纵隔囊肿、食管壁内囊肿和支气管囊肿。

【病因】

胚胎第4周时,原始前肠开始分隔成喉、气管和食管,分裂出来的支气管树在胚胎早期发育障碍,肺芽远端管化,近端与支气管不相通,形成一关闭的囊肿畸形,即为支气管源性囊肿。

【病理】

囊肿可为单发或多发,大小可从数毫米至占据一侧胸廓的1/3~1/2,为单房或多房。囊肿壁厚薄不等,内层由柱状或假复层上皮细胞组成,内含无色或白色黏液,少数为血性。囊壁可含黏液腺、软骨、弹性组织和平滑肌。支气管源性囊肿通常多位于纵隔靠近中线结构处(如气管、食管、隆凸),或顺总支气管延行或与总支气管融合,多数不与支气管相通,感染后可充满脓液或空气。偶见与支气管相通或为多房性囊肿。也可生长于肺组织内,称肺内支气管源性囊肿。由于支气管囊肿不参与呼吸活动,囊肿壁无炭末色素沉着,这是先天性支气管囊肿的特点。肺的发育过程可持续至生后14岁,故囊肿可以胎生,也可以在出生后14岁以前形成。

【临床表现】

出生时囊肿极少有可察觉的症状。随后,有些囊肿由于感染或囊肿增大压迫气管、支气管或食管而出现症状,出现呼吸困难、发绀、阵发性哮喘或吞咽困难,误吸引起肺部反复感染。若与支气管相通,则有咳嗽、多痰、反复发作的呼吸道感染。新生儿期囊肿有时压迫支气管树分支,发生肺叶气肿,但多数患儿临床症状不明显。

【诊断及鉴别诊断】

支气管源性囊肿通常在X线胸片上无法看到,当气管或食管受压时,可见到肺气肿或肺不张,造影检查可发现囊肿位于气管与食管之间。CT扫描可显示囊肿的大小及与周围组织的关系等(图3-4-1)。

【治疗原则与方案】

确诊后应手术摘除囊肿。手术后使用适当的抗生素治疗。无症状的囊肿,不需要治疗。

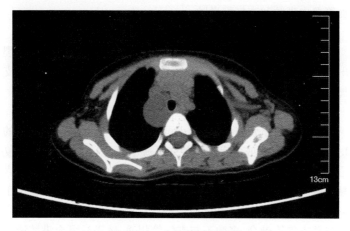

图 3-4-1 支气管源性囊肿

【预后】

本病无症状者无须治疗,有症状者经合理手术治疗后预后较佳,未见恶性并发症报道。

【小结】

先天性支气管源性囊肿是胚胎发育时期气管、支气管树分支异常的罕见畸形,分为纵隔囊肿、食管壁内囊肿和支气管囊肿。出生时囊肿极少有可察觉的症状。新生儿期囊肿有时压迫支气管树分支,发生肺叶气肿,但多数患儿临床症状不明显,确诊后应手术摘除。

参 考 文 献

1. 周燕发.胸部 X 线、CT、MRI 诊断学.北京:科学出版社,2000.
2. 蒋朝阳,韩丕显,李向群,等.先天性支气管肺囊肿临床诊断与外科治疗(附 78 例报告).中国医师杂志,2011,13(3):379-380.

第五节 先天性肺囊肿

【概述】

先天性肺囊肿(congenital cyst of lung)也称真性先天性肺囊

肿,是较为常见的肺发育异常疾病,其中约 90% 为单发、约 10% 合并其他畸形。

【病因】

支气管囊肿在胚胎早期支气管树发育障碍,肺芽远端管化,近端与支气管不相通,形成关闭的囊肿。这种囊肿多呈圆形,囊肿壁厚薄不等,内层由柱状或假复层上皮细胞组成,如有继发感染则可为扁平上皮被覆,部分可为肉芽组织。外层为结缔组织,内有弹力纤维、平滑肌纤维、黏液腺和软骨。

【病理】

先天性肺囊肿可发生于肺的任何部位,但多见于下叶。多个肺叶均有囊肿者多见于同侧,分布两侧肺者少。囊肿位于肺叶外周肺实质内,呈单房或多房性,囊内含液体或气体,内壁衬以高柱状纤毛内皮细胞,有软骨细胞和少量平滑肌。有些囊肿可伴有异常上皮细胞的其他错构组织。先天性肺囊肿常伴有其他先天性异常,如左侧三叶肺、来自降主动脉或胸主动脉的异常分支血管长入受侵肺叶周围等。体循环分支进入肺组织产生左向右分流,使肺动静脉因失用而萎缩。

【临床表现】

本病虽在小儿出生时已存在,但一部分患儿囊肿小或为单个,不合并感染时大多无明显症状,可在 X 线检查或成年后才被发现。部分病例出现呼吸系统症状,其程度因囊肿的部位、大小及并发症的轻重而有所不同。

肺囊肿与支气管相通,因而较易并发感染,临床表现主要为发热、咳嗽、气促、发绀等呼吸道感染症状,感染严重者有高热、咳脓痰,囊肿内出血时可咯血,虽经治疗仍反复感染或迁延不愈。若囊肿较大压迫支气管时,可产生呼吸困难、喘鸣症状,较大的气性囊肿与支气管相通处有着活瓣样作用,可形成张力性气囊肿而出现类似气胸症状,患儿气促和发绀明显、纵隔移位,处理不及时可危及生命。

【诊断及鉴别诊断】

肺囊肿多因肺部感染而就诊,少数在肺部炎症控制后方可确诊。

1. 辅助检查

（1）X线检查:胸片上孤立性液性囊肿呈界限清晰的圆形致密阴影;孤立性含气囊肿呈圆形或椭圆形薄壁的透亮空洞阴影,大者可占据半个胸腔,周围肺组织无浸润,可见正常含气的肺或无气的肺不张阴影。如囊肿与支气管相通,则可见薄壁而含有气液平面囊肿影。如系多发性囊肿,可见多个环形空腔阴影分布在一个肺叶内。支气管造影可以确定囊肿病变范围和位置。反复发作的肺部感染的病史和X线检查所见,是诊断要点。

（2）CT检查:可明确显示囊肿的大小、范围、与周围组织的关系。逆行主动脉造影可显示进入肺组织的异常动脉。

（3）支气管碘油造影:因黏稠的碘剂不易通过小的引流支气管,能显示囊肿者不足20%～25%,但有时可显示同时存在的同侧或对侧支气管扩张,对决定切除肺的范围和适应证有帮助。

（4）囊肿穿刺可引起气胸、脓胸等并发症,应列为禁忌证。

2. 鉴别诊断

（1）肺炎后肺大疱:属后天性肺囊肿,多见于金黄色葡萄球菌等肺炎后,以6个月左右的婴幼儿多见。其特点为肺内形成囊性病变,囊壁由肺泡扁平鳞状上皮组成,囊内含气体,空腔大小及形状短期内多变,出现及消失均较迅速,感染控制后肺大疱常自行消失,与先天性肺囊肿长期存在明显不同。

（2）脓气胸:先有发热、咳嗽等肺炎病史,在治疗中病情好转后又恶化,出现高热、呼吸困难等症状。X线检查显示胸腔内有液平,肺组织被压缩推向肺门。经胸腔闭式引流后肺复张,空腔消失。肺囊腔感染破裂后可形成脓气胸,但经闭式引流后不闭合,可资鉴别。

（3）先天性膈疝:好发于左侧,除呼吸困难外,有阵发性哭闹、呕吐及胸内肠鸣音等症状,X线显示胸腔内有多个液气泡影,少量稀钡或碘油上消化道造影可见造影剂进入胸腔。

（4）肺脓肿:症状与肺囊肿继发感染者相同,但X线表现不同处为肺脓肿壁较厚、边界不清晰,周围肺组织多有浸润和纤维性变,经抗生素治疗可逐渐缩小。

（5）肺内球形病灶:如肺转移瘤、肺结核球、错构瘤、血管瘤、动静脉瘘、心包囊肿等均应与肺囊肿相鉴别,可经 X 线、CT、造影检查等鉴别。有时需通过手术后病理学检查才能确诊。

（6）张力性气胸:应与张力性囊肿鉴别。体征及 X 线检查有时难以识别。但一般张力性囊肿其主体在肺内,仔细观察肋膈角和肺尖部,可见受压的肺组织,而张力性气胸常将肺压向肺门。

（7）大叶性肺气肿:见于新生儿期,多以急性呼吸窘迫起病,也可起病缓慢,于生后 2~3 个月后症状明显,和巨大的张力性含气囊肿不易区分,两者均需手术切除。

（8）肺隔离症:多数在左侧、位于后肋膈角和纵隔旁,界限分明。X 线上为光滑圆形肿块,与支气管不相通,无症状。少数压迫下叶而出现压迫症状。主动脉造影可见进入阴影的异常动脉支。

【治疗原则与方案】

肺囊肿不能自愈,日久出现感染、张力性囊肿、脓气胸,使手术治疗复杂化,故确诊后应尽早手术。年龄并非手术禁忌,新生儿期出现症状也应积极手术治疗。在婴儿期影响呼吸功能时更要及时手术。若病变广泛,肺功能严重下降或双侧多发性肺囊肿,则属手术禁忌。

无症状的肺囊肿可择期手术。并发感染的肺囊肿,应先控制感染后再手术。但术前控制感染为一般原则,个别需视具体情况提前手术,张力性囊肿或并发张力性气胸均为急诊手术指征。呼吸困难严重者可先插入引流管到囊肿行闭式引流,待呼吸平稳后再麻醉和手术。

手术采用后外侧切口,切除范围取决于病变的部位、大小、多发或单发、有无并发症等。位于胸膜下的囊肿可沿囊肿壁游离,仔细结扎连接囊肿的血管和支气管,行单纯囊肿摘除术。局限于肺边缘部分的囊肿还可行肺段切除或肺楔形切除。如囊肿较大、受侵肺叶剩余正常肺组织太少或切除囊肿后留下大的漏气,因儿童术后余肺有较强的代偿能力,可行肺叶切除。多囊肺则视病变范围进行肺叶切除或全肺切除。临床上见肺组织极度充气扩张,占满胸腔,呈苍白色,触之海绵感,不塌陷。应迅速拖出患肺使余肺及周围组织回复原位,分别游离结扎并切断病变肺叶的动脉、静脉及支气管,切除患肺。

大型单房囊肿可试作囊肿剥离,以保留更多的正常肺组织。多房性囊肿需将累及的肺段或肺叶一并切除,手术时注意来自体循环进入肺叶的异常动脉支,异常静脉支也不少见,均应在手术时仔细处理,以免发生意外出血。

【预后】

应注意防治术后并发症,如休克、出血、肺水肿、肺不张、脓胸和支气管胸膜瘘。

【小结】

先天性肺囊肿是较为常见的肺发育异常疾病,不合并感染时大多无明显症状,可在X线检查或成年后才被发现。肺囊肿不能自愈,故确诊后应尽早手术。术后注意防治并发症。

参 考 文 献

1. Bush A. Congenital lung disease:a plea for clear thinking and clear nomenclature. Pediatric Pulmonology,2001,(04):328.
2. 李炘,陈张根,贾兵. 先天性肺囊性病的诊断和手术治疗. 复旦学报(医学版),2007,(03):455-458.
3. 王敬华,刘平波,高纪平. 儿童肺部囊性病变的诊断和治疗. 临床小儿外科杂志,2004,(05):381.

第六节　先天性肺气道畸形

【概述】

先天性肺气道畸形(congenital pulmonary airway malformation,CPAM)是指肺局部发育不全,肺组织结构紊乱,终末细支气管过度生长,形成的多囊性不成熟的肺泡组织,曾被称为先天性肺囊腺瘤样畸形等。

【病理】

胚胎学基础与肺囊肿相似,部分囊肿呼吸上皮或黏膜腺出现异常增殖,有时呈乳头状向囊腔内突出,与腺瘤或错构瘤相似,因此称囊性腺瘤样畸形。肉眼观整个肺叶或同侧多个肺叶呈肿块状。患肺显著增大、质硬、呈紫色,胸膜下可见散在粉红色充气区。切面见3种形态:①单个大囊腔,囊壁有小梁和深入实质的憩室;②含有大小不同的多个小囊;③为实质性小叶,与周围组织正常组织有明显的轮廓区分。

【病理分型】

0型,非常罕见,可能起源于气管,囊肿极小,最大直径<0.5cm;囊壁被覆带有纤毛的假复层上皮,可见黏液和软骨但缺少骨骼肌。

1型,最为常见(约占65%),多起源于远端支气管或近端细支气管。囊肿体积大,直径为2~10cm,可以为单个囊腔或多房性囊腔。囊腔内被覆带有纤毛的假复层柱状上皮,含有平滑肌和弹性纤维组织。少数病例中可见异常软骨形成的岛状结构。近1/3病例中可见黏液分泌细胞。周边组织多正常,但囊肿较大时可压迫正常组织并引起纵隔移位。

2型,约占20%~25%,多起源于细支气管,由直径为0.5~2cm的中等大小囊肿构成。囊腔内被覆带有纤毛的立方状或柱状上皮。缺少黏液分泌细胞和软骨组织。对周边正常组织压迫较少。

3型,约占10%以下,多起源于肺泡管细胞。病灶范围较大,可以累及整个肺叶或多个肺叶,为囊实性或实性包块。囊肿极小,直径多<0.5cm,囊腔被覆不带有纤毛的立方状上皮组织,缺少黏液分泌细胞和软骨组织。

4型,非常罕见(2%~4%),可能起源于肺泡或远端腺泡。囊肿直径最大可达7cm,内附不带纤毛的扁平肺泡细胞,缺少黏液分泌细胞和骨骼肌细胞。

【临床表现】

本病可以累及所有肺叶,但以右下叶多见。多叶累及者常为双侧性。临床表现可分为3种类型:①死产或围产期死亡,由于患肺压迫,使患儿心功能及静脉回流受影响。半数死亡患儿有全身水肿及产妇羊水过多。②新生儿期有进行性呼吸窘迫、发绀,多由患肺进行性肺气肿所致。③少数患儿直至儿童期才出现症状,患儿多有发热、胸痛、咳嗽和反复肺部感染;偶有无临床症状表现,仅在 X 线检查时才被发现。

【诊断与鉴别诊断】

胸部 X 线及 CT 可见肺内边缘清楚软组织影,间以条索状及结节影,内含散在不规则透亮区,纵隔及心脏向对侧移位(图3-6-1~图3-6-3)。新生儿易与先天性膈疝相混淆,较大儿童应与肺隔离症、肺炎后肺气肿相鉴别。

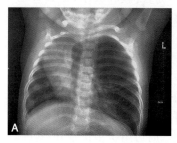 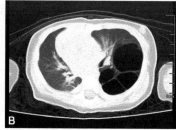

图 3-6-1 左肺下叶 CCPM Ⅰ型病例影像学所见

A. X 线片示左肺多发不规则囊性透亮区,心影、纵隔向右侧偏移,左肺局部疝入纵隔;B. CT 示左肺多发大小不等的囊腔,壁薄,心影、纵隔右偏

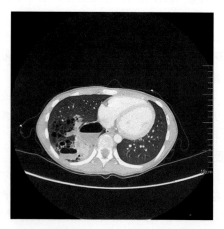

图 3-6-2 右肺下叶 CCPM Ⅰ型病例影像学所见

CT 示右肺下叶多发大小不等囊腔,部分内见气液平面,周围可见渗出影

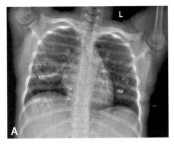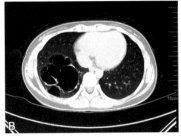

图3-6-3　CCPM Ⅱ型病例影像学所见

A. X 线片示右中下肺野类圆形增高密度影及透亮影,边缘模糊;

B. CT 示右肺下叶多发囊腔,囊壁及分隔部分稍厚

【治疗】

确诊后应手术治疗,双侧广泛病变视为手术禁忌,只能保守治疗。实质性者可局部切除,局限于一叶肺者可行肺叶切除。

【小结】

先天性肺气道畸形,原则上一经确诊,就应手术治疗切除患肺,以免呼吸功能受影响,甚至恶变。

参考文献

1. 卢根,申昆玲,胡英惠,等. 小儿先天性肺囊性腺瘤样畸形 23 例诊治分析. 中国实用儿科学杂志,2009,024(007):539-541.

2. 刘键平,常晓燕,陈杰,等. 肺先天性囊性瘤样畸形 4 例临床病理分析. 诊断病理学杂志,2006,13(4):247-249.

3. Lima M,Gargano T,Ruggeri G. Clinical spectrum and mangement of congenital pulmonary cystic lesions. Pediar Med Chir,2008,30:79-88.

4. Argeitis J,Botsis D,Kairi-Vassilatou E,et al. Congenital cystic adenomatoid lung malformation:report of two cases and literature review. Clin Exp Obstet Gynecol,2008,35:76-80.

第七节　肺隔离症

【概述】

肺隔离症(pulmonary sequestration)又称支气管肺组织分

离,是以血管异常为基础的胚胎发育缺陷所造成的肺的先天畸形,指没有功能的胚胎性及囊肿性肺组织。它从正常肺分离出来,一般不与支气管相通,故无功能。隔离肺直接由体循环动脉供养而不接受肺血流,静脉回流经肺静脉或奇静脉。临床较为少见。其发生率为肺部先天畸形的 0.15% ~ 6.4%,多见于男孩。

【病因】

在胚胎发育期间,肺动脉发育不全使一部分肺组织血液供应受障碍,并由主动脉的分支代替肺动脉供应该区肺组织,由于来自主动脉的血液含氧量与来自肺动脉的血液完全不同,使该段肺组织的肺功能无法进行,因而发育不全,而无肺功能。

【病理】

肺隔离症的肺组织一般由一个较大囊腔或多发囊腔构成,含有棕色液体或气体,组织学示病变组织有肺泡、支气管等呼吸上皮结构。有的腔内还有软骨、弹力组织、肌肉、黏液腺及柱状上皮等,其支气管多有扩张。隔离肺内一般均有不同程度的慢性炎症存在,大多表现为慢性特发性肺炎及肺间质纤维化。一旦囊腔与支气管相通,可能继发感染使囊性变的肺组织形成较大的液气腔或脓腔。由于体循环分支进入肺组织,可产生左向右分流,使肺动静脉因失用而萎缩。随患儿年龄增长,其对血流动力学方面的影响加重,甚或造成死亡。

【病理分型】

根据隔离肺组织有无独立的脏层胸膜可将肺隔离症分为叶外型和叶内型两种。

1. **叶外型肺隔离症** 也称副肺叶,男性更为常见。通常累及左肺,位于左肺底与横膈顶之间。其病因与肺囊肿相似。常合并其他先天畸形,如膈疝、肠重复畸形、先天性肺囊肿和异位胰腺。

2. **叶内型肺隔离症** 较多见,病变局限于肺内叶。多发生于下叶后基底段或左上叶尖段,与支气管树不相通。病肺与邻近的肺组织有同一脏层胸膜覆盖,血液供应来自主动脉大分支,静脉回流入肺静脉。偶可与胃肠道相通,但罕见。

除上述的两型外,还可有肺叶内型、外型同时并存者称混合型或膈肌型。

【临床表现】

1. **叶外型肺隔离症**　因胚胎性肺组织与正常肺叶支气管不相通,故在临床上无任何症状,多在行 X 线胸部透视或摄片或因其他疾病就诊发现肺部块状阴影而被发现。

2. **叶内型肺隔离症**　早期因肺隔离症肺组织不与支气管相通,故在新生儿及婴儿期多无明显症状。约 37.2% 的本症患儿首发症状出现在 10 岁以前,患儿常患感冒,几乎每年都有间歇、反复的肺部感染,有持续发热、咳嗽、胸痛甚至咯血,多误诊为肺炎、肺脓肿、肺囊肿。这些症状经抗生素治疗,可使症状暂时缓解,但以胸部 X 线片上固定阴影长期不吸收为特征。

如肺隔离症与食管、胃有瘘管相通,可发生食物反流、呕吐、呕血等。

【诊断】

诊断需根据患儿临床四大特征:

1. 反复发作的肺部感染,易局限于某部位,特别是在左下肺。

2. 发热、咳嗽、咳痰,甚至咯血。

3. 胸部 X 线片示肺下叶,尤其是左肺下叶囊肿样、团块状或不规则阴影。

4. 充分抗感染治疗后肺下部阴影固定不吸收。

具备上述临床表现可疑似肺隔离症,并根据不同条件采用 B 超、CT、主动脉造影或 MRI 中 1～2 项检查找出肺隔离症的供血动脉可确诊。

胸部 X 线片表现为单房或多房囊腔,腔内伴有液平,绝大多数位于左肺下叶,尤以左肺后基底段为多。断层 CT 对诊断更有帮助。CT 片可见一条索状阴影由病灶引向后下方之大血管处。支气管碘油造影显示支气管与患肺不相通,目前基本不使用。确诊需行心脏大血管 CTA 或逆行主动脉造影,将导管插入降主动脉上部,注入造影剂,可见进入患肺的异常血管,其后也可见回流静脉显影。由于逆行主动脉造影为有创检查,目前已被心脏大血管CTA所替代。

【鉴别诊断】

叶内型应与先天性肺囊肿及其类似疾病相鉴别;叶外型应与肺肿瘤相鉴别。支气管造影对鉴别诊断有帮助。因隔离肺内无造影剂充盈,其周围由于充满造影剂的支气管影像而显出清晰轮廓。心脏大血管CTA可使供应隔离肺的动脉分支显影而得到确诊。

【治疗】

原则上是一经诊断即应择期手术治疗。

本病确诊后及早切除病变肺叶,以免反复发生感染增加手术难度。手术切除是唯一有效的治疗方法,特别在有反复感染的患儿更应积极考虑手术。术前若有肺部感染,应加强抗生素治疗,控制感染后再手术,心脏大血管CTA作为术前确诊手段外,更可为手术医师提示畸形血管的数目、位置、大小。手术中,应注意异常动脉,防止大出血,注意隔离肺与食管、胃底是否有相连的瘘管。

【术后并发症】

肺隔离症术后并发症除具有肺叶切除术的共同并发症外,还有:

1. **大出血** 主要是因缝扎不紧、缝线脱落致血管出血。由于主动脉压力高,畸形血管残端部分的出血往往量多且猛,该并发症常发生于术后48小时内,表现为脉搏细速、心率加快、血压下降等失血性休克征象,胸腔引流量剧增,表明胸腔内有较明显的出血,一旦发生此种出血,常需立即再次开胸止血。

2. **食管胸腔瘘** 此类情况较少见,但一旦发生则预后较差。其原因之一是手术损伤食管,其次是潜在支气管食管瘘,术中未发现,残端未处理,一旦出现应充分引流,必要时再次开胸处理。

3. 婴幼儿特别是新生儿并非手术禁忌,但此类患儿常伴有其他畸形及肺发育不良,术后易发生水电解质、酸碱平衡失调及肺部和全身感染,术后早期宜使用一段时间呼吸机,后期要多拍背,必要时雾化,以促进痰液排出。

【预后】

手术切除预后较好。

【小结】

肺隔离症是一种少见的先天性肺发育畸形,临床特点为存在异常动脉供血。一经诊断即应择期手术治疗。注意患儿出现反复发作肺部感染(易局限于某部位,特别是在左下肺),且经充分的抗感染治疗后肺下部阴影固定不吸收,应考虑此病。该病的治疗方法主要是手术切除病变肺组织。

参 考 文 献

1. 付向宁.胸外科疾病诊疗指南.第3版.北京:科学出版社,2013.
2. 谢冬,姜格宁,陈晓峰,等.肺隔离症外科治疗114例临床分析.中华外科杂志,2013(9):861-862.
3. 卢根.小儿先天性肺隔离症的诊治策略.中华实用儿科临床杂志,2014(16):1213-1215.

第八节　先天性膈疝

【概述】

先天性膈疝(congenital diaphragmatic hernia,CDH)是胚胎期膈肌发育停顿所致的膈肌缺损,因胸腹腔压力差造成腹腔内游离脏器疝入胸腔。其发病率为1/3 500~1/2 500,无明显性别差异,90%以上发生在膈肌后外侧,称为胸腹裂孔疝(Bochdalek疝),发生在前胸肋三角侧者称为胸骨后疝(Morgagni疝)。本节主要介绍胸腹裂孔疝。

【病因】

大多数CDH为散发,病因是多因素的,包括环境因素、遗传因素及交互作用。目前明确的异常基因包括 *wt-1*、*glipican-3*、*fibrillin1* 等。CDH患儿常合并染色体畸形,包括13、18、21染色体的三倍体畸形及染色体的部分缺失,如1q42、8p、15q26等。

【病理机制】

早期认为疝入胸腔内的腹腔脏器挤压心肺,造成类似张力性气胸状态,影响肺脏血流和气体交换,但进一步研究发现CDH主要病理机制是肺发育不良和肺动脉高压。肺发育不良及肺动脉高压程度越重,症状出现越早,病死率越高。CDH病理表现包括膈肌缺损、肺发育不良、腹部器官疝入胸腔三部分。

【临床表现】

1. **新生儿期** 出生后 6 小时内出现缺氧、发绀、呼吸困难者称为新生儿重症 CDH,病死率高达 60%。生后如未及时气管插管,随着吞咽及哭闹,胃或肠管逐渐充气膨胀,占据胸腔,压迫肺组织,造成纵隔及心脏移位;原发性肺组织发育不良,肺动脉收缩,出现严重的肺动脉高压及右向左分流,使通气和灌注失调进行性加重。体征:患侧胸腔膨隆,听诊呼吸音减弱,闻及肠鸣音;心尖冲动及心界向对侧移位,腹部呈舟状腹。

2. **婴幼儿和儿童期** 患儿因反复呼吸道感染或呕吐症状,行胸部 X 线检查可发现。但有些患儿可常年无症状,体检时才发现。个别患儿因疝入肠管嵌顿坏死、穿孔或脏器扭转就诊时发现。

【诊断】

1. **胸腹部 X 线检查** 是首选检查,X 线片中胸腔内可见肠管充气影,心脏和纵隔向对侧移位,横膈影消失;腹部胃泡影缩小或消失,肠管充气影减少。疝入的胃肠道有绞窄梗阻时,腹部或胸部可见多个气液平面。

2. **消化道造影** 可鉴别疝入胸腔的胃、小肠、结肠,从食管-胃连接处的位置和造影剂反流可鉴别食管滑动疝及食管旁疝。

3. **超声检查** 可发现腹内脏器疝入胸腔、膈肌缺损、疝入内容物及其他合并畸形,彩色多普勒可直接显示网膜血管。

4. **CT 检查** 特别是增强 CT 可明确膈肌缺损部位,矢状位、冠状位及三维重建可增加诊断阳性率,分辨横膈缺损、疝入脏器、肠绞窄或梗阻及肠系膜,后者形成马甲状的 Collar 征。增强造影可显示肠系膜血管。

【鉴别诊断】

膈膨升:膈膨升的膈肌虽薄弱但仍完整。当发现膈肌位置异常或胸腔内有胃肠道影时,透视下动态观察横膈的移动及膈肌是否完整即可鉴别膈膨升。膈疝存在完整疝囊时不易鉴别,行 CT 三维重建可清晰显示膈肌是否完整,是局限性升高还是完全性升高,可对膈肌缺损大小进行测量。

【治疗】

早期对于 CDH 治疗普遍认为应尽快手术以缓解和改善患儿的心肺功能,减少死亡率。然而,临床观察到急诊手术并不能降低死亡率,应适当延迟手术时机,积极改善患儿循环、呼吸功能后再择期手术。随着近年来技术的发展,对于出生后出现明显的呼吸功能衰竭的患儿予以体外膜氧合辅助后,再行手术矫治,可明显提高患儿的手术耐受力及存活率。

1. 手术分类　根据手术时机将手术分为:

(1) 择期手术:CDH 多伴有肺动脉高压及肺发育不良,术前采取一系列措施,待基本情况有所好转肺功能获得改善时再手术。

(2) 限期手术:出生 6 小时出现危重症状,病情往往难以控制,因此,经初步治疗后尽早手术解除压迫可获得较好效果。

(3) 急诊手术:疝内容物嵌顿绞窄的 CDH 应尽早手术,以防绞窄肠管坏死。

2. 术前准备及治疗　CDH 大多合并心肺功能障碍,控制好肺动脉高压并阻止进一步肺损伤是术前管理的关键。术前准备需充分,待病情稳定后手术,对术后呼吸和心脏功能的恢复可起关键作用。

3. 手术治疗

(1) 适应证:①诊断明确的婴幼儿和年长儿 CDH;②新生儿膈疝平稳过渡后可作为临床探索性手术适应证。

(2) 禁忌证:①合并严重畸形,如先天性心脏病循环不稳定,难以耐受麻醉;②严重肺部发育不良或合并其他肺部疾患,呼吸机难以支持;③合并先天性乳糜胸;④胸腹腔因各种原因存在严重粘连,难以分离暴露膈肌者;⑤生命体征尚未平稳但一般情况较差难以耐受麻醉及手术者。

(3) 开放手术:依据缺损位置及手术入路选择手术切口,

左后外侧疝可选择左肋缘下2指横切口或左上腹部横切口；右后外侧疝可选择右胸第6肋间前外侧切口及右上腹横切口。逐步轻柔将疝入脏器复位，检查合并畸形及肺组织发育情况，确认膈肌缺损边缘，缝合前将缺损边缘分离展开后，在无张力情况下将前缘覆盖后缘，用不可吸收线褥式缝合或间断双重缝合修补，必要时做绕肋骨缝合。横膈内侧缘全部缺损时将缺损边缘与食管-胃连接处做间断钉状缝合。最后一针结扎前，由麻醉师控制患儿呼吸、扩张肺部，排出胸腔内气体，必要时放置胸腔引流管。

（4）微创手术：腔镜手术已被广泛推广，成为首选的手术方式。依据手术入路可分为腹腔镜手术和胸腔镜手术。

4. 术后处理 术后继续给予呼吸机辅助呼吸，适当镇静，定时复查胸片，注意有无气胸及胸腔积液，根据患侧肺膨胀情况调整呼吸机参数，保证患儿生命体征及血氧饱和度平稳。静脉使用抗生素、补液支持治疗，维持适当温度调节、葡萄糖稳态，静脉营养支持；根据血气分析结果调整酸碱及电解质平衡；同时注意预防戳孔感染、肺部感染、硬肿症等并发症。腔镜膈疝修补术后已不常规放置胸腔引流管，因为引流管的刺激可能会使渗出液增加，甚至引流管还会导致胸腔感染，不利于促进术后患侧肺膨胀。对于术中渗出液较多的病例，仍需放置胸腔引流管。

5. 手术并发症及处理

（1）术中内脏损伤：术中可能损伤肝、脾、小肠、结肠等疝内容物。术前应根据影像检查疝入脏器异常解剖位置及结构，选择正确手术入路，无损伤钳轻柔操作，避免误伤。

（2）肝静脉损伤：右肝静脉的肝外部分短，于肝后方直接进入下腔静脉。注意右后外侧疝分离缺损内缘易误伤导致大出血，甚至气体栓塞。

（3）肾上腺损伤：新生儿膈肌缺损大，肾上腺小易误伤，也是术后死亡的重要原因，因此，在缺损后缘缝合达肾脏附近时进针不宜过深或缝合组织过多。

（4）术后气胸：腹腔镜膈肌修补最后一针结扎前应鼓肺，尽量排出胸腔积气，胸腔镜术毕关闭戳孔时也应先排气。此外，新生儿肺组织稚嫩，避免潮气量过大导致肺气压伤，呼吸机辅助呼吸时谨防气道压过高。腔镜手术一般不必放置胸腔引流管，若发生气胸可再放置胸腔闭式引流。

（5）疝囊囊肿：是因胸、腹膜形成的菲薄疝囊遗漏未切除处理而形成，因此，术中应仔细检查，将疝囊沿缺损边缘逐一提起切开或切除后修补缝合。

（6）术后乳糜胸或乳糜腹：乳糜管经腹膜后主动脉裂孔，在食管与主动脉间沿脊柱前进入胸部，游离或缝合时容易误伤。若术后发生胸、腹腔积液，可以穿刺抽出或置管引流乳糜液。经静脉高营养、禁食等保守治疗多可自愈。无效者需再手术修补。

（7）胃食管反流：术中应常规检查食管-胃连接部位置，必要时用 4-0 不可吸收线将大弯侧胃底与横膈间断缝合固定几针，重建 His 角。凡确定为胃食管反流的患儿应积极治疗。

（8）肠梗阻：术后并发肠梗阻可能与术后肠粘连、巨大膈疝时腹腔发育小而术后腹腔内高压力、膈疝复发致肠管疝入胸腔嵌顿等原因有关；还有肠管复位时不慎扭转、肠旋转不良或十二指肠前粘连带遗漏未处理可能导致术后肠梗阻。依据造成肠梗阻原因的不同采用不同的处理方法：巨大膈疝腹腔空间发育小者术中需同时进行腹壁扩张，严重者需分期分层关闭腹腔或采用 Silo 袋技术延期关闭腹腔；术后肠粘连、膈疝复发致肠管疝入胸腔嵌顿等情况时，可摄腹部 X 线片明确诊断后再次手术治疗。

（9）术后复发：因膈肌先天性发育不良或缺损较大者，无论是何种手术方式，膈疝术后均存在复发的可能。2011 年 Tsao 总结美国先天性膈疝治疗组数据显示，微创手术修补先天性膈疝术后复发概率为 7.9%（其中腹腔镜膈疝修补手术后复发概率为 3.8%、胸腔镜手术后复发概率为 8.8%），而传统开放手术后复发概率为 2.7%。微创手术后复发的原因与应用新技术存在学习曲线、缝合张力大、手术操作空间小、疝囊大不易展开、靠近胸壁处不易缝合、缝线材料选择问题及补片应用与否等因素有关。膈疝复发后主要临床表现为肠梗阻、反复呼吸道感染和呼吸窘迫等，也可能没有任何症状，仅在常规体检时摄 X 线片发现。复发性膈疝的再次手术对小儿外科医生是一个挑战，主要的困难在于松解、分离胸腹腔脏器与膈肌的粘连,肠管与膈肌、肺组织之间的粘连要小心处理。手术入路可采用经胸或经腹途径,一般来讲,为了避开术中难以处理的粘连,可根据前次手术途径来选择。

【小结】

先天性膈疝(congenital diaphragmatic hernia,CDH)是胚胎期膈肌发育停顿所致的膈肌缺损,因胸腹腔压力差造成腹腔内游离脏器疝入胸腔。大部分 CDH 患儿治疗后可无症状,但也有25%患儿会出现各种并发症,最常见的是长期的呼吸问题,从轻微的支气管痉挛到肺动脉高压及反复发作的肺炎。其次是胃肠道症状,包括胃食管反流或肠梗阻症状。还有神经认知障碍、发育延迟、听力损伤和其他少见疾病。

参 考 文 献

1. 施诚仁,金先庆,李仲智. 小儿外科学. 第 4 版. 北京:人民卫生出版社,2010.
2. 张善通,陈张根,贾兵. 小儿胸心外科学. 上海:上海科学技术文献出版社,2007.
3. 中华医学会小儿外科学分会内镜外科学组,中华医学会小儿外科学分会心胸外科学组. 先天性膈疝修补术专家共识及腔镜手术操作指南(2017 版). 中华小儿外科杂志,2018,39(1):1-8.

第九节　食管裂孔疝

【概述】

食管裂孔疝是指胃通过发育异常宽大的食管裂孔突入胸腔内。

儿童阶段食管裂孔疝可以发生在各年龄组,往往以食管下端病损为主。

【病因】

按手术所见与病理研究,最重要的异常是裂孔本身即裂孔宽大,肌肉环薄细、无力,胃突入横膈以上胸腔内,绝大多数病例不伴有疝囊。贲门往往位于横膈以上,呈现各种不同病理类型,某些病例中迷走神经表现为不适当的松弛状态。一般形成食管裂孔疝需要三个因素:①膈肌的结构改变;②支持结构上有萎缩变弱;③腹腔压力增加失去平衡。

【病理】

病理类型主要是按裂孔疝本身疝入情况而定,一般分为滑动性食管裂孔疝、食管旁疝和巨大食管裂孔疝伴短食管。

【临床表现】

由于许多新生儿仅伴有小裂孔疝,症状不典型,往往在临床上呕吐频繁或在 X 线检查中才发现有裂孔疝的存在。

典型病史是自出生后出现呕吐,其中 80% 病例出现在出生后第一周内,另约 15% 是在生后 1 个月内。一般呕吐量大、剧烈,大多数病例呕吐物含血性物,呈棕褐色或巧克力色。大出血少见,呕吐物为胆汁样亦罕见。

在无症状裂孔疝中,吞咽困难症状不太常见。当大量呕吐以后反而十分愿意摄入食物,吞咽中出现不适和烦躁通常提示食管有狭窄或溃疡形成。一半以上患儿诉上腹部与剑突区有疼痛感。

部分患儿合并贫血,贫血可以是由于出血及营养不良而致,贫血程度往往与食管炎严重程度相关。

合并其他先天畸形情况:如先天性幽门肥厚性狭窄、偏头痛和周期性发作综合征、声门或气管异常、智力发育迟缓等。

除上述情况外,因食管裂孔疝可伴有食管下端炎性改变,因呕吐可误吸入肺而导致吸入性肺炎。极个别严重病例可发生纳入胸腔的胃或肠管嵌闭梗阻,甚至组织坏死。

【诊断】

1. **病史** 临床上可疑病例往往行 X 线检查即可获得明确诊断,但有时需要反复多次检查。当胃内充满气体和咳嗽时,有一定量的反流,这在出生后最初几个月中是正常的。如持续性反流则应怀疑裂孔疝的可能,可做 X 线检查。

2. **影像学检查** 影像学检查主要提示部分胃组织通过食管裂孔进入胸腔,在某些患儿,甚至可见腹腔其他脏器组织也可疝入胸腔。有些征象可作为滑动性食管裂孔疝的参考,如胃食管反流、食管胃角变钝、胃食管前庭上移和增宽、胃食管前庭段呈尖幕状、贲门以上管道黏膜纹增粗或扭曲及存在食管炎等。如出现这些征象,应做仰卧头低足高位检查,以提高检出率。

3. **其他检查** 如食管动力学检查、pH 24 小时监测、食管内镜等。

【治疗原则与方案】

新生儿期大多数滑动性食管裂孔疝(约占 90%),可以经非手术治疗而得到缓解,包括半卧坐位、少量多次喂养及增加营养等方法。而食管裂孔旁疝、经非手术治疗未得到缓解且伴严重症状的滑动性食管裂孔疝往往需要手术治疗。

非手术治疗原则是降低腹压、防止反流和药物治疗,后者主要包括抗酸、抗胆碱药物及镇痛解痉药物等。儿童食管裂孔疝除一部分轻中型滑动性食管疝外,均需要行手术修补纠治。

1. **手术适应证** ①有并发症的裂孔疝,如严重的食管炎、溃疡、出血、狭窄、脏器嵌顿和膈部并发症;②食管旁疝和巨大裂孔疝;③经内科正规治疗无好转者。

2. **手术选择的原则** ①贲门复位,使腹段食管回复到膈下正常位,且保留一段正常腹段长度,一般随儿童年龄而长度不一(1~3.5cm),达到能对抗腹内压,这是贲门关闭的重要机制之一;②胃固定在腹腔,固定方法多样,如 Hill 提出的胃背侧固定术;③建立和/或恢复胃食管反流机制,除了上述膈下腹段食管有足够长度外,还要有锐性 His 角,甚至有一部分学者提出加做胃底折叠术,常见的有 Nissen、Thal、Toupet 术等,以达到抗反流目的;④将扩大的裂孔缩小,主要缝合左、右膈肌脚。

3. **手术式式** 包括经胸手术、经腹手术和腹腔镜手术等。目前常用手术方法是经腹食管裂孔疝修补术,不但可以达到上述原则要求,也可同时探查腹腔内其他脏器是否有畸变病损,护理方面较经胸径路术更为方便。

4. **术后处理** 裂孔疝修补术后应随访,除了临床症状有无缓解外,还应做 X 线检查,特别注意有无反流,要做食管动力学测定和 pH 24 小时监测,对比术前检查情况,以明确裂孔疝修补术抗反流的改善。

5. **术后并发症的预防及处理**　早期术后并发症主要是肺部并发症,包括肺炎、肺不张、肺脓肿和哮喘病等及其他感染,如切口感染、脓胸、膈下脓肿和腹膜炎等。晚期并发症除了疝复发和胃食管反流外,常见的是气胀综合征,即不能打嗝和呕吐,原因可能与术中损伤迷走神经有关。故在做食管下端分离折叠术时,可根据实际情况再加做幽门成形术,以减少胃排空阻力,有利症状缓解。当出现复发时,需再次手术回复脏器及裂孔疝修补,复发大多数是由于裂孔未能关闭到适当程度或缝合线撕裂,出现食管胃连接处狭窄,可通过食管扩张得以解决。严重的难扩性食管狭窄可做狭窄段切除食管-食管端端吻合、食管松解补片(结肠补片、人工生物合成补片)、代食管手术等。

【预后】

复发率在 0.98%~4%。

【小结】

食管裂孔疝患儿需进行详细的病情评估,有手术适应证者需根据主要症状,采取相应手术方式。食管裂孔旁疝在儿童中容易误诊或延误诊治,早期诊断和及时治疗可以避免不必要的并发症,甚至死亡。手术修补并作合适的抗反流治疗,是治疗食管裂孔疝的有效手段。

参 考 文 献

1. 施诚仁,金先庆,李仲智. 小儿外科学. 第 4 版. 北京:人民卫生出版社,2010.
2. 张善通,陈张根,贾兵. 小儿胸心外科学. 上海:上海科学技术文献出版社,2007.

第十节　膈　膨　升

【概述】

膈膨升(diaphragmatic eventration,DE)是先天性或获得性因素导致的一侧横膈部分、全部上移或双侧同时上移,发病率约为

0.05%,以右侧发生为主,男女发病比例为 2~3∶1。

【病因】

先天性因素包括先天性横膈肌层部分或全部发育不良、先天性膈神经缺失;后天性因素包括产伤、手术、感染、低温或肿瘤压迫所致的膈神经麻痹。

【病理生理】

成人呼吸肌发挥作用肋间肌占 30%、膈肌占 70%。小儿肋间肌发挥作用更小,以腹式呼吸为主,因此膈肌的作用更加重要。正常情况下,膈肌是平穹窿状,吸气时膈肌收缩,膈面下移。而膈肌发育不良时,吸气时膈肌会随胸腔负压上抬,即矛盾运动,严重者可致纵隔摆动(图 3-10-1)。膈肌上抬引起相应胸腔的空间变小,患儿易出现肺部感染、肺不张;膈膨升还有可能引起胃食管角的变化,导致呕吐,长期不能缓解则出现营养不良、体重不增。

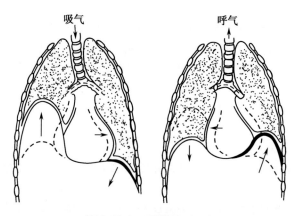

图 3-10-1　反常膈肌运动

【诊断】

1. **病史**　获得性膈膨升常有明确的外伤史,如产伤、脊髓高位损伤,以及心脏、肺血管或纵隔肿瘤手术史等;儿童膈神经麻痹最常见的病因是心脏手术,发生率为 0.3%~13%。

2. **临床表现**　临床特征可从无症状到严重呼吸窘迫不等。患儿可表现为反复发作的肺炎、支气管炎、支气管扩张、肺不张、呼吸急促、呼吸困难或发绀。严重缺氧者需要插管和机械通气支持。少数儿童后期出现呕吐或上腹部不适症状。局灶膨升的患儿一般症状较轻或没有症状,弥漫型则会有很明显的呼吸道或消化道症状。一般来说,症状严重的病例出现在新生儿。最常见的症状包括呼吸道和消化道症状。

3. 辅助检查

（1）胸腹部 X 线检查:显示为凸起的横膈膜,轮廓平滑、完整,但不能提供有关膈肌的功能信息,与膈疝难以区分。

（2）X 线透视及上消化道造影:可了解膈肌的运动信息,辅助鉴别先天性膈膨升或膈神经麻痹。需注意的是,在安静呼吸期间对膈肌运动的评估不准确。可同时加做上消化道造影,鉴别食管裂孔疝及膈疝。

（3）CT 检查:断层扫描可以很好地显示膈肌缺损区域,以鉴别膈疝及膈膨升。

（4）超声检查:吸气时的膈膜厚度变化与膈膜缩短程度成正比,而呼气末测量的膈膜厚度与膈膜强度成正比。对于膈肌麻痹患儿,膈肌在吸气时不会变厚。超声检查的优点:避免电离辐射、便携性、非侵入性,以及需要患儿最少的配合。超声诊断膈膨升的局限性是由于横膈膜穿顶运动的幅度,无法准确测定。

【鉴别诊断】

主要鉴别诊断为膈疝,以下几点有助于区分膈膨升和膈疝:X 线侧位片可以发现膈肌前后的附着点是正常的;超声检查可以看到膨升而完整的膈肌,膈疝则表现为膈肌的不连续;肺隔离症（pulmonary sequestration,PS）及先天性肺气道畸形病变紧贴膈肌时,也有可能误认为膈膨升;CT 检查可以发现肺、支气管影像及异常动脉供应肺组织从而加以鉴别。

【治疗】

无症状的患儿和有症状的局灶型患儿,可以等待一段时间,必要时择期手术。症状持续不缓解、体重不增及胃扭转的患儿,应积极手术治疗。绝大多数重症患儿为新生儿,基础治疗为维持呼吸稳定及足量的营养供给。

1. 手术适应证　手术矫治膈膨升的目的是恢复膈肌的正

常解剖位置和张力,确保正常肺容积及肺通气,解除压迫,改善呼吸、循环功能。

（1）手术绝对适应证

1）出现肺部压迫症状、矛盾呼吸及纵隔摆动的严重膈膨升。

2）横膈向上移位达 3 个肋及以上。

3）膈膨升对患侧肺造成明显压迫,并出现气促、气喘等呼吸窘迫症状。

4）频繁的肺部感染,存在低氧血症,甚至反常呼吸运动。

5）保守治疗无效,随访过程中膈肌继续上抬,膨升加重。

6）新生儿或小婴儿存在呼吸窘迫、缺氧症状反复发作合并有染色体异常。

7）外科手术后双侧或单侧膈肌麻痹而致的膈膨升,如 2~3 周无法撤离呼吸机需要及早手术,依据病变可以采取单侧或双侧膈肌折叠术。

（2）手术相对适应证

1）因膈神经损伤而引起的膈膨升,近期无明显呼吸困难,建议观察 3~6 个月后再次评估,无改善且上抬 2 个肋及以上者。

2）横膈上抬 2 个肋及以上且有一定的临床症状者。

3）抬高 2 个肋及以上,偶有呼吸道症状,可观察 3~6 个月;无症状,已观察 1 年无恢复者建议手术。

2. 手术禁忌证

（1）严重心力衰竭,不能耐受手术。

（2）神经肌肉性疾病。

3. 手术方式

（1）胸腔镜下膈膨升的矫治术:由于胸腔镜具有手术时间短、出血少、恢复快、切口瘢痕小、手术确切、安全有效及微创效果显著等优点,目前已经成为膈膨升首选的手术方式。

（2）开放式膈肌折叠术:经胸或经腹膈肌折叠术是目前公认的治疗膈膨升的经典术式。但因手术存在一定创伤、术后恢复慢、住院时间长、切口外表不美观及远期有胸廓发育畸形可能等问题,目前基本上已被胸腔镜手术所取代。

（3）腹腔镜下膈肌折叠术:腹腔镜下膈肌折叠术可避免对心、肺的损伤,以及经胸途径人工气胸下可能引起患儿高碳酸血症及血流动力学的改变。作为胸腔镜手术的一个补充,在胸腔粘连、炎症明显或怀疑有腹腔内病变时,采用经腹腔途径较经胸途径更有优势。

【预后】

随着年龄的增长,呼吸力学的生理变化明显降低了膈膨升对人体的影响;创伤性膈神经损伤可随时间逐渐恢复。因此,对膈膨升的长期预后评估很困难。对于无症状的患儿来说,膈肌抬高3个肋是否需要手术仍有争议;但是对于有症状的患儿来说,膈肌折叠手术确实可以显著改善临床症状。研究表明,膈肌折叠手术治疗膈膨升可以缓解患儿的临床症状,是一种有效的治疗方式,对于远期膈肌活动没有严重不利的影响。

【小结】

膈膨升是先天性或获得性因素导致的一侧横膈部分、全部上移或双侧同时上移。病因包括先天性和后天性因素,常通过X线、CT以及上消化道造影检查可明确诊断,手术通过膈肌折叠达到矫治目的,长期预后良好。

参 考 文 献

1. 施诚仁,金先庆,李仲智.小儿外科学.第4版.北京:人民卫生出版社,2010.
2. 张善通,陈张根,贾兵.小儿胸心外科学.上海:上海科学技术文献出版社,2007.
3. 中华医学会小儿外科学分会心胸外科学组,中华医学会小儿外科学分会内镜外科学组.小儿膈膨升外科治疗中国专家共识.中华小儿外科杂志,2018,39(9):645.

第十一节　先天性食管闭锁与气管食管瘘

【概述】

先天性食管闭锁与气管食管瘘(congenital esophageal atresia

and tracheoesophageal fistula）是一种严重的先天性畸形,发病率为 1/3 000,常伴有其他畸形,从而增加了治疗的复杂性。目前,小儿外科对食管闭锁的治愈率已达 90% 以上,但对低体重出生儿和合并其他先天性畸形患儿的治疗,仍有待提高。

【病因】

目前的研究认为食管起源于前肠,故初级前肠的异常发育是导致食管-气管畸形的根本原因。造成食管闭锁的可能原因为:胎内压过高、食管腔上皮闭塞、食管血供异常、局部组织分化生长异常及合胞体的概念。

【病理】

食管闭锁通常采用 Gross 五型分类法(图 3-11-1):

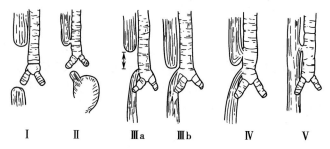

Ⅰ　　　　Ⅱ　　　　Ⅲa　　Ⅲb　　　Ⅳ　　　Ⅴ

图 3-11-1　先天性食管闭锁分型

Ⅰ型:食管上端闭锁、下端闭锁,食管与气管间无瘘管,约占 6%。

Ⅱ型:食管上端与气管间形成瘘管,下端闭锁,约占 2%。

Ⅲ型:食管上端闭锁,下端与气管相通形成瘘管,此型临床最常见,约占 85%。食管两盲端间距离>2cm 为Ⅲa 型,食管两盲端间距离<2cm 为Ⅲb 型。

Ⅳ型:食管上、下端均与气管相通形成瘘管,约占 1%。

Ⅴ型:食管无闭锁,但有气管食管瘘,形成 H 型瘘管,约占 6%。

【临床表现】

由于食管闭锁胎儿不能吞咽羊水,其母亲常有羊水过多史。

新生儿出生后口腔及咽部有大量黏稠泡沫,无法吞咽而呕吐、呛咳,从鼻腔、口腔溢出,可发生间歇性发绀(口唇、四肢),经吸引消除后可以恢复。伴有食管气管瘘时,由于酸性胃液经瘘管反流入气管、支气管,容易引起化学性肺炎或肺不张,然后继发细菌感染。同时因大量气体随呼吸经瘘管进入胃肠道,腹部膨胀,叩诊鼓音。如系无瘘管者,气体不能经食管进入胃肠道,则呈舟状腹。

【诊断】

1. **产前诊断**　上颈部盲袋症:可以见到随着胎儿的吞咽,食管区域有一囊性的盲袋"充盈"或"排空"。该盲袋即为食管闭锁的上段盲端。同时在产前 B 超中还可以看到小胃或胃泡消失的现象。MRI 可以提高产前诊断食管闭锁率。如果患儿存在食管闭锁,在 MRI 上就可以看到近端食管扩张、远端食管消失的现象。而在正常新生儿可以看到完整的从口腔通往胃的食管,其敏感性和特异性分别达 100% 和 80%,敏感性远高于产前超声检查。

2. **产后诊断**　凡出现典型症状,如在第一次喂奶后小儿即有呛咳,随即乳汁从鼻孔或口腔反流溢出,伴有呼吸困难、面色发绀等,应立即想到食管闭锁的可能。辅助检查可从鼻孔或口腔内插入一根细小的导管,通常受阻而折回,但应注意发现导管卷曲在食管盲袋内而造成进入胃内的假象。食管造影可以充分了解盲袋的位置、扩张的程度、有无近端瘘管。CT 可以提供矢状面、冠状面和三维重建的图像,有助于发现食管闭锁及伴发的瘘管。

【治疗原则与方案】

1. **术前准备**

(1) 在转运患儿时,要注意保暖,置于头高位(斜坡位),每 15 分钟用针筒经导管吸出食管盲端及口腔咽部的分泌物并吸氧。

(2) 手术不是非常紧急者,允许 24～48 小时积极准备,有些肺炎十分严重的患儿甚至可以延迟 3～5 天后手术,在此阶段应用抗生素、雾化治疗和吸痰等积极治疗肺炎。

（3）补液对于禁食2天以上的新生儿,仅仅是一般的支持,给予5%葡萄糖40ml/(kg·d)。

（4）新生儿置于暖箱内,上体抬高30°~40°,每15分钟用针筒通过导管吸引食管盲端及口咽部的分泌物。将导管接入常规的胃肠减压袋是错误的,因为分泌物往往非常黏稠,胃肠减压袋产生的负压无法达到吸引的目的。

（5）常规给予维生素K剂。

（6）尽快完善必要的检查以判断伴发畸形,如心脏超声和肾脏超声检查。

2. 手术

（1）经胸部切开手术:通过胸膜外或胸膜内手术,是最经典的传统手术方式。

1）采用气管插管静脉复合麻醉,可能需要单肺通气。

2）切口采用右侧第4肋间后外侧进路,胸腔内或胸膜外手术均可。如在术前发现存在右位主动脉弓,手术入路应改为左侧剖胸入路。

3）先离断奇静脉,分离、缝扎并切断食管气管瘘;以盲端内的胃管为导向,充分游离近端食管盲端,注意远端不宜分离过多,以免影响远端血供;吻合时要用无损伤针带细而软的可吸收线单层吻合。如果两盲端距离>2cm,吻合有张力,可采用食管近端肌层松解法,达到减张的效果。保留胃管可帮助术后早期胃肠喂养。放置胸腔持续负压引流或胸膜外引流。

4）Ⅰ型或Ⅱ型的食管闭锁往往近、远端食管盲端相距超过3.5cm,无法行Ⅰ期食管吻合术,可考虑做延期食管Ⅰ期吻合术。但这种方法术前准备十分重要,注意防止吸入性肺炎,手术在患儿8~12周时进行,此时患儿体重增加1倍,两盲端的距离往往小于2cm。手术方式采用食管-食管端端吻合术,吻合方法同食管Ⅰ期吻合术。食管近、远端距离位于2~6个椎体之间采用此方法;食管近、远端距离大于6个椎体采用食管Ⅱ期修复术或食管替代术,可采用的食管替代物有结肠、胃、小肠,其中应用较多的是结肠代食管。

（2）胸腔镜手术:胸腔镜修复食管闭锁目前已经成为首选

方式之一。胸腔镜下食管闭锁合并气管食管瘘修补术早期的选择标准:短间隙,体重≥2kg,心肺功能稳定(没有严重的先天性心脏病),≤1个相关严重消化道畸形,如十二指肠闭锁或肛门闭锁等。但随着技术的进步,适应证正在逐步扩大。在胸腔镜下完成瘘管结扎和食管吻合,避免了开胸手术对皮肤、肌肉和肋骨的影响,具有视野清楚、不损伤奇静脉和迷走神经的优点。但需要一定设备条件,且施术者腔镜手术经验丰富。

3. 术后处理　一般需在监护室进行严密监护和呼吸管理,保持气道通畅,定时雾化吸入、拍背、吸痰,注意吸痰时插管不得超过气管瘘的距离,以免损伤结扎的瘘管造成复发。术后3天可通过胃管进行喂养。术后7~10天进行造影,了解吻合口愈合情况,如果出现吻合口瘘,保持胸腔持续负压引流,继续抗炎和全身支持疗法,绝大多数瘘会自行闭合,除非吻合口完全断离,才需要再次手术修补。

4. 术后并发症

(1) 吻合口狭窄:往往在术后第3~4周随访时发现。轻度狭窄者可不予扩张;狭窄明显且有吞咽困难和反复呼吸道感染者,采用食管探条直径0.5~1.5cm,在胃镜辅助下进行食管扩张。每个月扩张1次,扩张2次。

(2) 胃食管反流:轻度食管炎予以奥美拉唑0.7~3.5mg/(kg·d)治疗。反流引起的反复误吸、多次肺炎、营养不能维持的患儿应早期应用胃底折叠术。

(3) 瘘管复发:对于小瘘管,建议保守治疗1~2个月可自行修复。大的瘘管出现明显的呼吸道症状是应尽早手术干预,再次手术是唯一彻底解决的途径。但目前多采用食管内腹膜支架的置入,避免了患儿再次手术带来的痛苦。

(4) 气管软化:是术后发生呼吸困难,甚至不能撤离呼吸机的主要原因。治疗方法首选气管内支架置入术,开胸主动脉弓悬吊术,气管外支架置入术对患儿创伤较大,目前已较少使用。

【预后】

根据新生儿出生时体重及肺炎伴发畸形,Waterston提出了预后评估分级:

Ⅰ级（良好）：出生体重>2 500g,无严重畸形和肺炎；

Ⅱ级（尚好）：出生体重1 800~2 500g,无严重畸形和中度肺炎；

Ⅲ级（不良）：出生体重<1 800g,有严重畸形和重度肺炎。

【小结】

先天性食管闭锁是一种先天性严重发育畸形,原则上一经诊断须手术治疗。术前应加强呼吸道管理,根据近、远端食管盲端距离,手术分为Ⅰ期食管吻合术和食管Ⅱ期修复术或食管替代术。术后注意并发症预防与治疗。

参 考 文 献

1. 张善通,陈张根,贾兵.小儿胸心外科学.上海:上海科学技术文献出版社,2007.

2. 施诚仁,金先庆,李仲智.小儿外科学.第4版.北京:人民卫生出版社,2009.

第十二节　胃食管反流

【概述】

胃食管反流(gastroesophageal reflux,GER)是指胃和/或十二指肠内容物反流入食管。GER在小儿十分常见,绝大多数属于生理现象。Stephen等将小儿GER分为3种类型：①生理性反流：多见于新生儿和小婴儿喂奶后发生的暂时反流；②功能性反流(易发性呕吐)：常见于婴幼儿,不引起病理损害；③病理性反流：约占新生儿的1/500,反流症状持续存在常合并吸入性肺炎、窒息和生长发育障碍等。

【病因】

食管下括约肌是防止胃内容物反流的唯一解剖结构。GER并非是食管下括约肌功能低下单一的作用,而是由许多因素综合产生的。其中食管下括约肌是首要的抗反流屏障,食管正常蠕动,食管末端黏膜瓣、膈食管韧带、腹段食管长度、横膈脚肌钳夹作用及 His 角等结构,也在防止反流中起一定作用。若上述解剖结构发生器质或功能性变化,胃内容物即可反流到食管而致食管炎。若持续发展可导致严重并发症,如食管狭窄、溃疡、出血及 Barrett 食管,后者为癌前期病变。还可能发生食管外的并发症,如酸性喉炎、呼吸道痉挛、肺损伤并发症等,甚至窒息死亡。

【病理生理】

胃食管交界的解剖结构有利于抗反流,其中最主要的是食管下括约肌。食管下括约肌具有括约肌的功能,长约 1.5 ～ 2.5cm,静息时为一高压区压力达 1.33～4.4kPa(10～30mmHg),吞咽时食管下括约肌松弛,使食团通过,进入胃内正常人餐后也有生理性胃食管反流,反流物少,可由食物的重力、食管体部容量清除及唾液的化学清除作用,不引起食管黏膜的损害,常无临床症状。若食管下括约肌张力低下或有频发松弛,就会出现病理性反流。目前研究认为胃食管反流性疾病是由多种因素导致,发生机制归为两个方面:一是抗反流的防御功能下降,包括食管下括约肌功能不全、食管体部的清除力下降、胃排空延缓、食管黏膜的屏障作用削弱;二是反流攻击因子增强造成胃食管黏膜的损害。研究还表明,部分胃食管反流与自主神经功能异常有关。

【临床表现】

临床表现轻重不一,与反流的强度、持续时间、有无并发症及小儿年龄有关,通常有四种表现:

1. **反流本身引起的症状**　喂奶后呕吐为典型表现,约85%的患儿生后 1 周即出现呕吐,65%的患儿虽未经临床治疗可在半年至一年内自行缓解,属生理性反流范畴。年长患儿可有反酸、打嗝等表现。

2. **反流物刺激食管引起的症状**　食管黏膜轻度损害,年长患儿可表现为胃灼热、胸骨后疼痛、吞咽性胸痛等症状。食管病变重者可表现为反流性食管炎而出现呕血或吐咖啡样物,此类患儿多见贫血,并可进一步导致食管狭窄、Barrett 食管等并发症。

3. 食管以外的刺激症状　约三分之一的患儿因吸入反流物而反复出现呛咳、哮喘、支气管炎和吸入性肺炎等呼吸道感染症状,可导致肺间质纤维化。在新生儿,反流可引起突然窒息甚至死亡。少数可表现为 Sandifer 综合征,发作时呈特殊的"鸡公头样"姿势,同时伴有反酸、杵状指、低蛋白和贫血等。

【诊断】

临床上小儿胃食管反流的表现轻重程度不一,而且相当一部分反流属生理现象,因此客观准确地判断反流及其性质十分重要。

1. 诊断原则　①临床有明显的反流症状,如呕吐、反酸、胃灼热或与反流相关的反复呼吸道感染等;②有明确的胃食管反流客观证据;③有并发症的症状,如食管狭窄、出血和穿孔、Barrett 食管及反复呼吸道感染症状等。诊断标准:具有 GERD 的临床表现、24 小时食管 pH 和/或胆红素值监测阳性、胃镜下食管黏膜无损伤。

2. 检查方法　①食管钡餐造影;②食管动力学检查;③24 小时食管 pH 监测;④食管内镜检查;⑤胃食管核素闪烁扫描记录;⑥酸反流试验(Tuttle 试验)等。

【鉴别诊断】

1. 贲门失弛缓症　又称贲门痉挛,是指食管下括约肌松弛障碍导致的食管功能性梗阻。婴幼儿表现为喂养困难、呕吐,重症可伴有营养不良、生长发育迟缓。年长儿诉胸痛、胃灼热感、反胃。通过 X 线钡餐造影、内镜和食管测压等可确诊。

2. 以呕吐为主要表现的新生儿、小婴儿应排除消化道器质性病变,如肠旋转不良、先天性幽门肥厚性狭窄、肠梗阻、胃扭转等。

3. 对反流性食管炎伴并发症的患儿,必须排除由于物理性、化学性、生物性等致病因素引起组织损伤而出现的类似症状。

【治疗原则与方案】

1. 一般治疗　小儿尤其是新生儿、婴儿的胃食管反流治疗中,体位与饮食喂养十分重要。体位可采取前倾俯卧位,利于胃排空和减少反流;喂养可采用黏稠厚糊状食物,少量、多餐,以高蛋白、低脂肪餐为主,可改善症状或减少呕吐次数。

2. 药物治疗　主要药物为促胃肠动力剂与止酸剂两大类,合用对反流性食管炎疗效更佳。促胃肠动力药有氯贝胆碱、甲氧氯普胺等,多潘立酮因具有心脏并发症,应慎用;止酸药有西咪替丁、奥美拉唑、雷尼替丁等。药物治疗胃食管反流在成年人与较大儿童中已积累了较多的经验,但在新生婴儿期仅处在观察、试用研究中,故对后者应用时要慎重。

3. 手术治疗

(1) 适应证与禁忌证:小儿胃食管反流需行手术治疗的仅占全部患儿的5%～10%,故手术适应证需要慎重选择。下列情况为手术指征:①内科系统治疗6周无效或停药后很快复发者;②先天性膈疝引起反流者;③有严重的反流并发症,如食管炎合并出血、溃疡、狭窄等;④由反流引起的反复发作性肺感染、窒息等;⑤客观检查证实为病理性反流者,如动态 pH 监测;⑥碱性胃食管反流。

(2) 手术原则:抗反流手术是通过胃底贲门部的解剖重建,恢复其正常的关闭能力,阻止反流发生,即能正常吞咽,又能在需要时发生呕吐。常用手术方法:①Nissen 手术是临床常用的抗反流手术;②Thal、Toupet 胃底折叠术、Belsey 4 号手术。

【小结】

胃食管反流在小儿十分常见,绝大多数属于生理现象,其中病理性反流约占新生儿的1/500,反流症状持续存在常合并吸入性肺炎、窒息和生长发育障碍等。临床表现轻重不一,与反流的强度、持续时间、有无并发症及小儿年龄有关。治疗包括一般治疗、药物治疗和手术治疗。

参 考 文 献

1. 施诚仁,金先庆,李仲智. 小儿外科学. 第 4 版. 北京:人民卫生出版社,2009.

2. 张善通,陈张根,贾兵. 小儿胸心外科学. 上海:上海科学技术文献出版社,2007.

第四章 先天性心脏病

第一节 体 外 循 环

【概述】

体外循环(cardiopulmonary bypass, CPB)是指将机体的静脉血引流到体外,通过氧合器氧气交换、二氧化碳排出后再输回体内,部分或全部替代患者自身心肺功能的过程。体外循环主要用于心脏和大血管手术,近年在微创外科、心脏肿瘤、体外膜氧合、心室辅助、肝移植及严重急性药物中毒处理等中均有应用。

【体外循环的设备】

进行体外循环需要复杂的机械设备做保障(图4-1-1),主要包括人工心肺机、人工氧合器两大部分。

1. **心肺机** 由4~6个滚压泵组成,其中一个主泵是代替心脏的功能,通过挤压泵槽内泵管,将体外经过氧合的血回输入体内,其余数泵则负责左心减压及自身血回吸收,达到保证手术视野清晰以利于手术操作的目的。除了滚压泵使用较为普遍以外,离心泵也是临床上较为常用的。离心泵是利用物体在做同心圆运转时向外产生的离心力原理接纳和输送血液。离心泵必须在高速运转的前提下才能达到搏出的工作效应,因此有一定局限性。通过计算机处理,目前心肺机的操控可达到个性化、程序化、智能化。

2. **氧合器** 一方面接受静脉回流血进行氧合和二氧化碳排出,另一方面收集心内吸引和左心引流血,行使去泡、过滤的职能。常用的氧合器类型:①鼓泡式氧合器,氧合交换面积大,气血接触时间长,易发生气泡栓塞和血液破坏,但价格便宜,近年来已基本淘汰;②膜式氧合器,仿照生物肺氧合,通过中空纤维膜完成气体交换,工作效率高,对血液破坏少,启用涂层材料

体外循环人工心肺回路

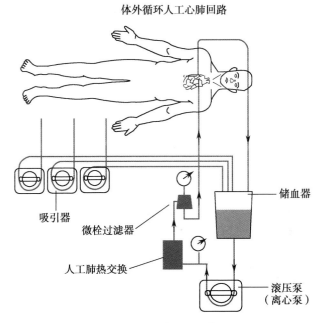

图 4-1-1　体外循环示意图

的膜肺生物相容性更好,更有利于长时间循环支持,但价格较高,目前业内已通用膜式氧合器。

3. **其他**　变温装置、血液回收系统、管道、插管、滤器,以及与之相应的微机信息处理系统、安全监测系统(包括血平面报警、气泡报警、压力报警、温度报警等)都是体外循环设备体系中非常重要的组成部分。

【体外循环对机体的影响】

1. **体外循环对神经系统的影响**　低氧、低血压或停循环引起的细胞代谢障碍导致的脑损伤,是 CPB 引起急性脑损伤和慢性神经损伤的主要原因。其本质为缺血缺氧性脑损伤:中枢神经系统缺血扰乱了脑细胞氧和底物的代谢过程,最终导致脑组织损伤。

2. **体外循环对呼吸系统的影响**　肺脏也是受 CPB 影响的主要脏器之一。开展 CPB 技术早期,术后患儿易并发呼吸衰

83

竭,即所谓"灌注后综合征"。CPB 造成的术后肺功能障碍是临床的一个难题,表现为亚临床的功能改变到急性呼吸窘迫综合征,虽然目前 CPB 技术不断完善,该并发症发生率有所下降,但 CPB 术后肺功能障碍的发生率仍高达 15%~30%,先天性心脏病合并肺动脉高压的患儿尤其突出。

3. 体外循环对泌尿系统的影响　CPB 术后肾功能不全或急性肾衰竭是 CPB 后严重的并发症。术后肾功能不全从轻度到重度,表现为少尿或无尿,严重程度和死亡率密切相关。小儿心脏术后轻度肾功能不全约占 30%,ARP 的发生率约为 67%。近年来,有些心脏中心早期开展腹膜透析或血液超滤技术,术后死亡率降至 40% 以下,但 CPB 期间的肾功能保护仍是心脏手术中的重要任务。

4. 体外循环对消化系统的影响　CPB 中消化系统并发症发生率为 1%,虽发生率低但是危害较大。CPB 后,肝脏清除乳酸和合成血浆白蛋白、凝血因子,以及代谢药物和有毒物质等主要功能均受到不同程度损害,CPB 辅助下心内直视手术对肝功能的影响不但与术前肝功能有关,还和灌注过程、术后循环功能有关。肝功能损害程度反映了转流中和转留后的组织灌注状态。而上消化道出血也是 CPB 术后常见的并发症,应激性溃疡是主要原因,CPB 中低灌注造成的肠系膜缺血加之炎性反应、黏膜破坏等都是导致应激性溃疡的基础。术后应及早诊断,应用胃肠黏膜保护剂和血管扩张药增加内脏血液灌注量。

5. **体外循环对免疫系统的影响**　CPB 过程中血液和管道接触及应用鱼精蛋白、肝素等外源性异种及异质性抗原,通过经典途径或旁路途经激活补体系统,造成大量活化的炎性细胞浸润重要脏器。血液的稀释造成了免疫球蛋白浓度水平降低。而大量炎性细胞的趋化和聚集则造成了大量炎性因子的释放,形成级联效应甚至发展为全身免疫反应综合征。因此,预充液中合理使用糖皮质激素降低免疫反应格外重要。此外,体外系统的改进,包括新一代涂层管路系统的使用以进一步增强生物相容性,仍是研究的重点领域。

【体外循环基本技术】

体外循环灌注方法依据年龄、疾病种类和手术方式而定。

1. **全转流灌注**　完全依赖于心肺机的帮助,患儿停止心搏、呼吸,待手术基本完成后再恢复自主心搏和呼吸。适合复杂手术的矫治,如完全性大血管转位、全肺静脉异位引流、法洛四联症等。

2. **部分转流**　也叫并行循环。保持患儿自主心搏,体外循环建立的辅助循环和患儿原有的自身循环同时存在。适合一些相对简单、时间短的手术,如房间隔缺损、室间隔缺损、肺动脉狭窄及其他姑息性手术,如 B-T 分流等血管之间的搭桥吻合。对肿瘤患儿实施局部热血灌注也是一种部分转流。

3. **停循环手术**　一些特定的手术由于难度大,心内插管影响视野,往往需要把患儿温度降低到一个相对安全的范围后,选择停止转流,拔除所有插管,在有限的时间内完成矫治操作,如深低温停循环手术。此方法多用于婴幼儿复杂心脏手术,如主动脉弓离断、大血管转位矫治手术等。

4. **温度的选择**　主要有常温(35℃)、浅低温(>30℃)、中低温(>25℃)及深低温(<20℃)。根据手术时间长短需要进行选择,温度的调节包括通过对环境温度的调节、对氧合器内血液温度的调节,达到改变患儿体温、减少机体代谢、保护重要脏器功能的目的。

5. **流量的选择**　为保证机体的基本代谢需求,在体外循环过程中要尽可能提供足够的灌注流量。婴幼儿代谢较成人高,对流量的要求也高。一般情况下,体重越轻,单位灌注流量越多。观察静脉氧饱和度和乳酸水平可以判断灌注效果。

6. **体外循环的抗凝与拮抗**　体外循环时血液与人工材料表面广泛接触,肺血管与心脏内的血液停滞,会激活凝血系统,因此,需要抗凝以防止血栓形成。肝素是常用的抗凝药,是强有机酸,对凝血过程的每一个环节均有抑制作用,尤其通过与抗凝血酶Ⅲ结合使凝血酶灭活,也抑制血小板的聚集与释放。监测方法为测定活化凝血时间(activated clotting time, ACT)生理值60~140 秒,体外循环期间需维持至少 400 秒以上。体外循环结束后常规使用鱼精蛋白中和肝素。鱼精蛋白呈强碱性,是鲑鱼精子的衍生物,能与酸性的肝素以离子键紧密结合成复合物,使ACT 接近转流前的生理值。

7. **体外循环与炎症反应**　由于非生理的体外转流、温度变化、大量异体血的应用等使体内血液成分被激活,引起一系列级联反应,对机体造成伤害。使用某些药物(如激素)和生物相容性好的材料可以在一定程度上减轻这种反应。

【小结】

应该认识到,体外循环的完善是心脏外科发展的保障。目前除了配合心脏直视手术外,心室辅助、体外膜氧合支持都是该领域工作的拓展和提升,对各种原因引发的心肺功能障碍的抢救,体外循环展示了其特有的功效,但体外循环又是一把双刃剑,它对机体的损伤(如全身炎性反应)常造成术后患儿脏器功能障碍或衰竭。术中做好脏器保护,包括心肌、脑、肺、血液系统等,都是减少或减轻术后并发症的途径。

参 考 文 献

1. 施诚仁,金先庆,李忠智. 小儿外科学. 第 4 版. 北京:人民卫生出版社,2010.
2. 丁文祥,苏肇伉,朱德明. 小儿体外循环学. 北京:世界图书出版社,2009.

第二节　继发孔型房间隔缺损

【概述】

房间隔缺损(atrial septal defect,ASD)是最常见的心脏畸形之一,约占先天性心脏病的 7%～10%。在胚胎发育过程中,原始心房间隔在发生、吸收和融合过程中出现异常,使左、右心房之间在出生后仍遗留有交通,成为房间隔缺损。如原发房间隔被吸收过多,或继发房间隔发育障碍,则上、下两边缘不能融合,形成继发孔房间隔缺损。

【胚胎学】

在胚胎第 4~6 周,原始心房开始分隔,从心房顶部中线长出原发隔,下行与心内膜垫未连接时,其间的空隙称为原发孔,右心房血液经此流入左心房。随着原发隔增长,原发孔变小,最后与心内膜垫融合,同时在原发隔上部出现吸收和成孔现象,一些小孔融合呈大孔,称为继发孔。此时,在原发隔右侧顶部又生出一个新的隔膜,称为继发隔,其向心内膜垫方向生长,逐渐覆盖继发孔,在其下方仍留有一个小孔,称为卵圆孔。卵圆孔左侧被原发隔覆盖,称为卵圆孔瓣,由此形成的残窝称卵圆孔窝,于胚胎第 8 周心房间隔发育完成。

【病理解剖】

1. **中央型(卵圆窝型)** 最常见,约占 70%,相当于卵圆窝的位置,多有完整的边缘,缺损绝大多数为单发。个别病理可表现为筛孔型,冠状窦开口位于缺损的前下方。

2. **下腔静脉型** 仅次于中央型,缺损较大,缺损下方没有完整的房间隔边缘,接近下腔静脉入口处,左心房后壁构成了缺损的后下缘,当伴有较大的下腔静脉瓣时,术中易误将此瓣膜当做缺损下缘缝合,导致下腔静脉血液直接流入左心房。

3. **上腔静脉型(静脉窦型)** 缺损位于上腔静脉与右心房连接处,卵圆窝在正常位置,常伴有部分型右上肺静脉异位引流。

4. **混合型** 缺损巨大,两种或两种以上的畸形同时存在,常兼有上腔静脉型或下腔静脉型的特征。

【病理生理】

正常左、右心房之间存在压力差(3~5mmHg),因此继发孔型房间隔缺损的血流动力学改变是在心房水平的左向右分流,分流量的大小与缺损的大小密切相关,与两侧心房压力差、两侧心室充盈阻力的大小也有关系。新生儿和婴儿的右心房、右心室壁较厚,顺应性较差,两侧心室充盈时间相似,通过房间隔缺损的分流量很少,故房间隔缺损患儿出生 2 年内很少出现临床症状。随着年龄增长,肺血管阻力降低,右心室顺应性改变,左向右分流量增大,右心室同时接受上、下腔静脉及左心房流入右心房的血液,负荷增加,同时肺循环血量增加,可达体循环的 2~

3倍。肺动脉压和右心室压正常或稍高,肺动脉阻力增加,部分患儿由于长期大分流,导致肺小动脉管腔狭窄,出现显著的肺动脉高压和右心衰。若右心室压力超过左心室压力,最终形成右向左分流,即艾森门格综合征,为手术禁忌证。

【临床表现】

1. **症状** 单纯房间隔缺损的临床症状不典型,两岁以下极少有不适表现,常在体检时才被发现有心脏杂音。当分流量较多时才出现症状,包括易疲倦、气急、呼吸道感染、生长发育稍差。年龄较大的患儿,常因房性心律失常而出现心悸。

2. **体征** 体检时分流量较大者,可见心前区搏动增强,在胸骨左缘第二、三肋间可闻及Ⅱ~Ⅲ级柔和的收缩期杂音,吸气时增强。此杂音婴幼儿时很轻,故很少考虑ASD的存在。肺动脉瓣区第二心音亢进,呈固定分裂。部分缺损较大的患儿,在心尖与胸骨之间可闻及舒张期中期杂音,是由于三尖瓣相对狭窄引起的。肺动脉瓣区若有Graham Steel杂音,常为肺动脉瓣显著扩张伴有功能性肺动脉瓣关闭不全。

3. **辅助检查**

（1）胸部X线检查:心脏增大和肺血增多程度与分流量大小一致,轻者X线表现大致正常或变化轻微。中度以上可见右心房、右心室增大,肺动脉段突出,主动脉结缩小。肺血增多时,除肺动脉扩张外,其周围分支也增粗,透视下可见肺动脉段及肺门动脉搏动增强,称肺门舞蹈症。

（2）超声心电图检查:可发现房间隔缺损处回声中段和右心室、心房增大,肺动脉内径增宽。彩色多普勒超声可进一步观察和测量分流方向、速度及分流量,并有助于发现临床漏诊的并发畸形。

（3）心电图检查:电轴右偏,右心室肥大,不完全性右束支传导阻滞。部分可有P-R延长。若发现电轴左偏或是左心室增大,应注意排除原发孔型房间隔缺损。年龄较大的患儿可出现心律失常。

（4）CT或心导管检查:大多数患儿已不需要。但如果有肺动脉高压或合并其他心脏畸形,需要进一步行CT或心导管检查。

【诊断】

一般根据病史、心脏杂音、心电图、胸部 X 线及超声心动图检查,可作出判断,心导管检查和CT 检查也可作为辅助诊断措施。除了了解房间隔缺损本身之外,还需了解有无并发畸形,特别是有无主动脉弓离断、肺静脉异位引流等,以免漏诊造成不良后果。

【治疗原则与方案】

1. **手术适应证** 1 岁以内的患儿分流量小,无症状,有自行闭合的可能,一般不主张手术治疗;由于已知并发房性心律失常、右心室功能不全、肺动脉高压的患儿,后期可能出现严重的充血性心力衰竭,甚至明显的生活质量下降,故 1 岁以上明确诊断者可择期手术治疗。房间隔缺损的唯一手术禁忌就是不可逆性肺动脉高压,当静息时肺血管阻力升高到 $8 \sim 12U/m^2$,使用肺血管扩张剂也不能下降至 $7U/m^2$,即为手术禁忌证。

2. **术前准备** 大多数房间隔缺损患儿临床症状不明显,很少发生充血性心力衰竭和肺动脉高压,术前不需要口服强心药和利尿剂。术前完善检查,明确有无合并畸形。

3. **手术方法**

(1) 体外循环下房间隔缺损修补术:一般采用气管插管,静脉复合麻醉,中度低温体外循环心脏停搏下直视修补术。胸部切口:胸部正中切口是建立体外循环的常规方法,肝素化后先经升主动脉插入主动脉插管,再依次插入上、下腔静脉插管,予自体心包片修补或直接缝合。目前大多数心脏中心采取右侧腋下小切口,体外循环辅助心脏停搏或不停搏下修补。也有中心选择在胸腔镜或机器人辅助下修补,效果满意。

(2) 经胸房间隔缺损封堵术:即胸骨右缘小切口,在食管超声引导下从右心房表面置入封堵伞,释放封堵伞后经食管超声复查,注意有无反流及瓣膜有无影响、脱落。目前相对于小房间隔缺损多主张经股静脉食管超声引导下行房间隔缺损封堵术。

(3) 经皮房间隔缺损封堵术:介入治疗已广泛用于继发孔中央型房间隔缺损。手术适应证:房间隔缺损较小,封堵器对心脏影响不大,缺损边缘距腔静脉、冠状静脉窦、房室瓣膜等距离 >5mm。

4. **术后监护** 术后监测生命体征变化,给予强心、利尿、扩血管等治疗,封堵时可给予抗血小板聚集药。肺动脉高压者需警惕肺动脉高压危象,可充分镇静,给予降低肺动脉压力药物或吸入 NO。根据血气分析调整、维持内环境稳定。

5. **术后并发症**

(1)心律失常:术后心律失常多由于心房刺激和创伤所致,可以恢复。但术中一定辨认清楚窦房结,避免直接损伤导致窦房结功能失常或心房异位节律。

(2)栓塞:术后有发生体循环栓塞和肺循环栓塞的危险,其中脑血管意外是严重并发症,多由于残留空气所致,尤其在心脏不停搏下修补时。术中修补房间隔缺损最后一针时,可向左心房内注水并膨肺使左心房充分排气,抽紧缝线打结。

参 考 文 献

1. Jacobs JP, Burke RP, Quintessenza JA, et al. Atrial septal defect. Ann Thorac Surg,2000,69:18.

2. Campbell M. Natural history of atrial septal defect. Br Heart, 1970, 32:820.

3. Najm HK, Williams WG, Chuaratanaphong S, et al. Primum atrial septal defect in children early results factors and freedom from reoperation. Ann Thorac Surg,1998,66:829.

4. Khan JH, McElhinney DB, Reddy VM, et al. A 5-year experience with surgical respair of atrial septal defect employing limited exposure. Cardio Yong,1999,9:572.

5. Chan KC, Godman MJ, Walsh K, et al. Transcatheter closure as standard treatment for most interatrial defects;experience in 200 patients treated with the Amplatzer Septal Occlude. Cardiol Yong,1999,9:468.

第三节 室间隔缺损

【概述】

室间隔缺损(ventricular septal defect,VSD)是指由于胚胎期

原始间隔发育不全,而致左、右心室间存在异常交通。室间隔缺损有先天性和后天性两种,先天性室间隔缺损是最常见的先天性心脏病,占先天性心血管畸形的 12%~30%。大多数是单一型,也可以为复杂心脏畸形的一种(如法洛四联症、右心室双出口、完全性房室间隔缺损)。后天性室间隔缺损可由外伤或心肌梗死所致。

【胚胎学】

先天性心脏病是由遗传因素和环境因素共同作用的结果。随着近年分子生物学的发展,室间隔缺损的发病机制虽然从基因水平得到阐述,但具体发病机制仍不清楚。从胚胎方面阐述了相关的发病机制:在胚胎第 4~8 周,分别自原始心室尖部由下而上、心球嵴处自上而下形成肌性隔膜,并由来自房室瓣处心内膜垫的膜部间隔与前两者相互融合,形成完整的心室间隔,将左、右两个心室腔完全隔开,如果在此发育过程中出现异常,即会造成相应部位心室间隔缺损。一般为单个缺损,偶见多发者。

【病理分型】

室间隔缺损可发生于室间隔的任何部位,依据分类方法的不同,可有多种分型,目前缺乏统一的分型。从临床实用角度,一般将室间隔缺损分为 5 型:

1. **膜周部** 也称室上嵴下型或膜部缺损,约占缺损类型的 80%,最为多见。缺损常较大,其右后下缘常有一部分残留的膜样间隔组织存在,紧邻传导束,缺损的上缘邻近主动脉瓣环,其中主动脉右冠瓣紧邻缺损,此型巨大的缺损也可造成主动脉瓣脱垂而致主动脉瓣关闭不全。

2. **漏斗部** 可分为圆锥间隔缺损和肺动脉瓣下型室间隔缺损。一般位于右心室流出道的漏斗部,也称室上嵴上型或干下型。圆锥间隔缺损,缺损四周为完整的肌肉组织,缺损与肺动脉瓣之间及与三尖瓣之间均被肌肉组织分开。而肺动脉瓣下型室间隔缺损,其缺损上缘直接与肺动脉瓣及主动脉右冠瓣相连,而无肌肉组织。由于经缺损可见主动脉瓣叶,导致主动脉瓣叶经室间隔缺损向下脱垂,长期脱垂可产生主动脉瓣关闭不全。

3. **肌部缺损** 较少见,位于肌部的任何位置,位置较低,好发于右心室流出道或近心尖部的肌性室间隔处,由于肌小梁的阻挡,可形成许多大小不等的缺损,称 Swiss Cheese 型缺损。

4. 房室通道型　也称隔瓣后型,较少见,特点是缺损面积较大,其右后缘为三尖瓣隔瓣及部分瓣环,房室传导束即沿左、右、后、下缘通过,修补手术时应注意防止损伤传导束。

5. 混合型　同时存在以上缺损的任何两种以上为混合型。膜部缺损伴肌部缺损较为多见。

【病理生理】

室间隔缺损的病理生理主要是由于左、右心室相沟通,导致血液分流,以及由此产生的一系列继发变化。分流量的多少和分流方向取决于缺损口径的大小及左、右心室之间的压力差,而后者取决于右心室的顺应性和肺循环阻力情况。

在肺循环阻力和体循环阻力正常的情况下,左心室收缩压明显高于右心室收缩压,两者约为 4:1,室间隔缺损时,每当心室收缩血液就会通过缺损产生左向右分流。婴儿出生后前几周内,由于肺小动脉仍保持某种程度的胚胎期状态,肺血管阻力仍较高,因此左向右分流量较少,此后左向右分流量逐渐增多。

由于肺血流量增多,肺静脉和左心房的压力也随之升高,导致肺间质内液体增多,肺组织的顺应性降低,肺功能受损,且易致呼吸系统感染。因此,分流量增多时,特别是在婴儿时期会出现呼吸窘迫,呼吸困难增加能量消耗,加之体循环血流量相应减少,进而影响全身发育。

心室水平的左向右分流,使左、右心室负荷均增加。起初,随着肺血流量的增多,肺总阻力可相应调节,因而肺动脉压力增高不明显(生理性改变),肺血管床正常时,肺血流量增加 4 倍,仍依赖肺总阻力的自身调节而保持肺动脉压力无明显改变。继而肺小动脉发生痉挛收缩等反应性变化,肺血管阻力随之增加,肺动脉压力也相应升高,肺静脉和左心房压力反而下降,肺间质水肿和肺组织顺应性相应好转,呼吸功能和呼吸系统感染随之改善。虽然有这种相对平衡和缓解阶段,但是肺小动脉却逐步由痉挛等功能性改变向病理性改变发展,使肺动脉阻力日益增高,产生严重的肺动脉高压。

随着上述病理生理改变,左向右分流量由逐步减少发展为双向分流,以致最终形成右向左分流,即艾森门格综合征,为手术禁忌证。此时左心室负荷减轻,而右心室负荷进一步加重。上述病理生理演变过程的长短,视缺损口径大小而异。大口径缺损可能在2~3岁时已出现严重的肺动脉高压,中等量大缺损可能延至10岁左右,而小口径缺损上述发展缓慢,可能在成年后才出现,偶见安然度过终身者。

【临床表现】

1. 患儿的临床表现与室间隔缺损的大小有关。临床缺损口径较小且分流量较少者,一般无明显症状;缺损口径较大且分流量较多者,可有发育障碍、哭闹或活动后心悸、气急,反复呼吸道感染,多汗,拒乳等喂养困难,严重时可出现呼吸窘迫和左心衰竭等症状。当产生轻至中度肺动脉高压,左向右分流量相应减少,肺部感染等情况可见减轻,但心悸、气急和活动受限等症状仍存在,或更加明显。重度肺动脉高压产生双向或是右向左分流时,可出现发绀,即艾森门格综合征。体力活动和肺部感染时发绀加重。最终发生右心衰竭。

2. 体检时缺损口径较大者,一般发育较缓慢。晚期病例,可见唇、指端发绀,严重者可有杵状指/趾,以及肝大、下肢水肿等右心衰表现。分流量较大者,可见心前区搏动增强,该处胸壁前隆,叩诊时心浊音界扩大。心脏听诊,在胸骨左缘第三、四肋间可闻及Ⅲ~Ⅳ级全收缩期喷射性杂音,同一部位可扪及震颤。肺动脉高压者,在肺动脉瓣区可闻及第二心音亢进。有时在心尖部尚可听到流经二尖瓣瓣口血流增多而产生的舒张期隆隆样杂音。严重的肺动脉高压,左、右心室压力相近者,收缩期杂音减轻至消失,而代之以响亮的肺动脉瓣区第2心音或肺动脉关闭不全的舒张期杂音(Graham-Steel杂音)。

3. 辅助检查

(1) 心电图检查:室间隔缺损口径大小和肺血管阻力有关。小口径的缺损心电图可正常。较大的缺损,初期阶段左心室高电压、左心室肥大;随着肺血管阻力增加和肺动脉压力升高,逐步出现左、右心室合并肥大,最终主要是右心室肥大,并可出现不完全性束支传导阻滞和心肌劳损等表现。

（2）胸部 X 线检查：小口径的缺损左向右分流量较少者，常无明显的心、肺和大血管影像改变。口径较大的缺损，当肺血管阻力增加不显著，呈大量左向右分流者，则出现左心室和右心室扩大、肺动脉段膨隆，肺门和肺内血管影增粗，主动脉影相对较小。晚期病例，肺血管阻力明显增高、肺动脉高压严重者，心影反而见小，主要示右心室增大或合并右心房增大，突出表现时肺动脉段明显膨大，肺门血管影亦扩大，而肺野血管影接近正常或反较细小。

（3）超声心电图检查：可发现室间隔缺损处回声中断和心室、心房和肺动脉主干的扩张。高位较大缺损合并主动脉瓣关闭不全者，可见舒张期瓣膜脱垂情况。此外，超声心动图有助于发现临床漏诊的并发畸形，如左心室流出道狭窄、动脉导管未闭等情况。

（4）CT 检查：心脏大血管 CT 的检查近年来应用广泛，主要适用于合并其他心脏大血管畸形的筛查。

（5）右心导管检查：主要针对术前有重度肺动脉高压患儿，测肺血管阻力有助于手术时机的选择和手术适应证及禁忌证的判定。

【诊断与鉴别诊断】

1. **诊断**　一般根据病史、心脏杂音，以及心电图、胸部 X 线、超声心动图检查，可作出判断，心导管检查和心血管造影仅在必要时作为辅助诊断措施。除了解室间隔缺损本身之外，同等重要的时了解有无并发畸形，特别有无主动脉瓣脱垂、左心室流出道狭窄和动脉导管未闭、肺动脉狭窄、主动脉缩窄等，以免漏诊造成不良后果。

2. **鉴别诊断**

（1）动脉导管未闭：动脉导管未闭的杂音位置在胸骨左缘第二、三肋间，且为连续性杂音，当动脉导管未闭合并肺动脉高压时与高位室间隔缺损易混淆，心脏彩超或心脏 CT 可鉴别诊断。

（2）房间隔缺损：杂音位置在胸骨左缘第二、三肋间，杂音较柔和，同时伴有肺动脉瓣区第二心音固定分裂，心电图和 X

线检查表现为右心房增大,较易鉴别。

（3）发绀型先天性心脏病:当室间隔缺损出现艾森门格综合征时可出现口唇发绀,根据病情发展,从无到有逐渐出现,X线检查可见肺门阴影扩大,肺动脉段明显凸出,超声心电图可鉴别。

【治疗原则与方案】

1. **术前处理** 积极控制肺炎、心衰。对合并肺动脉高压患儿,给予强心、利尿、扩血管甚至降肺动脉压力等治疗,待心肺功能好转后手术,必要时可限期手术。新生儿及小婴儿症状经内科控制不佳者,必要时可行亚急诊手术。小于 5mm 缺损没有血流动力学明显改变者,可观察至 1 岁左右择期手术。目前治疗方法有外科手术及介入封堵术。

2. **手术禁忌证** 出现以下情况过去认为已经失去修补手术时机,如勉强手术不仅手术效果欠佳,还可能会加速病情恶化。但随着心脏外科技术及重症监护水平的提高,降低肺血管阻力药物的不断更新,目前作为相对禁忌证的指征:

（1）静止和活动后出现发绀,或已有杵状指/趾。

（2）缺损部位的收缩期杂音不明显或已消失,代之以肺动脉高压产生的第二心音亢进或是肺动脉瓣关闭不全的舒张期杂音(Graham-Steell 杂音)。

（3）动脉血氧饱和度明显降低($SpO_2 < 90\%$),或静止时为正常临界水平,稍加活动即明显下降。

（4）超声心动图示心室水平呈右向左分流为主的双向分流或右向左分流。

（5）右心导管检查,右心室压力与左心室持平或反而高出,肺总阻力>10Wood 单位,肺循环与体循环血流量比值<1.2,或肺循环阻力/体循环阻力>0.75。婴幼儿手术指征可相应放宽。

3. **手术方法**

（1）肺动脉环缩术:为姑息手术,目的是减少肺动脉血流,防止肺动脉压力持续增高,过去主要对婴儿大型室间隔缺损,包括肌部或多发缺损行肺动脉环缩术,待 1 岁后再行根治术。近年来随着婴幼儿体外循环技术、术后监护和心内直视手术技术的不断发展,目前很少采用该方法,绝大部分都行一期室间隔缺损修补术,只有在合并复杂心脏病需要减低肺动脉压力时才采用此种手术方式。

(2) 室间隔缺损修补术:一般采用气管插管,静脉复合麻醉,中度低温或者浅低温体外循环心脏停搏下或者不停搏下直视修补术。胸骨正中切口,剪开心包并固定于胸骨两侧,肝素化后插主动脉灌注管,经右心耳插上腔插管,右心房与下腔静脉交界处插入下腔插管。体外循环转流后,主动脉根部置入心肌保护液灌注针,阻断主动脉,灌注心肌保护液,心脏停搏后,右心房沿房室沟做切口,经卵圆孔或切开卵圆窝后置入左心减压管,根据室间隔缺损位置对于大的缺损给予自体心包片修补缺损室间隔,小的缺损直接褥式缝合关闭。术中注意避免对房室传导束的损伤。对于合并畸形术前明确诊断者,术中做相应处理;对于术前肺动脉压力明显较高的患儿,术中可以将室间隔缺损补片开窗(3~5mm)或开放房间隔缺损(3~5mm)。

(3) 经胸室间隔缺损封堵术:即胸骨下端小切口或者对于高位室间隔缺损选择左胸骨旁小切口,在食管超声引导下从右心室表面置入室间隔缺损封堵伞,释放封堵伞后用经食管超声复查,注意有无残余瘘、瓣膜有无脱落可能、有无心律失常的发生。一旦出现上述症状,建议立即开胸手术修补室间隔缺损。

(4) 经皮室间隔缺损封堵术:为内科介入方法,是从股血管处置入血管鞘,经心导管造影及食管超声引导下置入,经食管超声复查,注意有无反流、瓣膜有无脱落可能、有无心律失常的发生。必要时开胸手术治疗。

4. 术后并发症 主要有心律失常,如右束支传导阻滞;术后残余瘘,对于 3mm 以下的残余分流可以观察,大的残余分流需及时再次修补。

5. 术后处理 术后监测生命体征变化,肺动脉高压者需警惕肺动脉高压危象,须充分镇静、肌松,给予强心、利尿、降低肺动脉压药物或吸入一氧化氮等。根据血气分析调整治疗,维持内环境稳定。

参 考 文 献

1. 徐志伟,苏肇伉,丁文祥. 2085 例小儿先天性室间隔缺损手术纠治和临床分析. 中华小儿外科杂志,1996,17(3):143.

2. Haedm JT, Muskett AD, Canter CE, et al. Primary surgical closure of large ventricular septal defects in small infants. Ann Thorac Surg,1992, 53:397.

3. Hobbins SM, Izukawa T,Radford DJ,et al. Conduction disturbances after surgical correction of ventricular septal defect by the atrial approach. Br Heart J,1979,41:289.

4. Gaynor JW,OBrien JE,Rychik J,et al. Outcome following tricuspid valve detachment for ventricular septal defects closure. Eur J Cardiothorac Surg,2001,19:279.

第四节　动脉导管未闭

【概述】

动脉导管未闭(patent ductus arteriosus)是常见的先天性心脏病,在先天性心脏病中发病率居第二位。据统计,每 200 个活产儿中约发生 1 例,男女之比约为 1:1.5~3。

【病因】

胎儿期动脉导管起自于第六主动脉弓,位于降主动脉峡部至主肺动脉分叉偏左肺动脉处。动脉导管内壁为螺旋状排列的平滑肌,内膜厚并含有大量黏蛋白物质。由于胎儿血液循环特点,胎儿时期动脉导管的存在是正常生理必需的。胎儿期动脉导管的血流是右向左的。动脉导管内壁的螺旋状平滑肌及大量的黏蛋白物质,受前列腺素 E 及血氧含量调节,两者作用相反。出生后,随着肺循环的建立,血氧含量升高,由胎盘分泌产生的前列腺素水平下降,足月儿在 24 小时内发生动脉导管功能性闭合;1 个月导管内膜组织增生、出血、坏死形成纤维化,致永久性闭合。早产儿因对前列腺素极敏感,故导管闭合延迟;孕 3 个月内风疹病毒感染,病毒毒素可破坏导管内弹性纤维生成而致动脉导管不闭合。

【病理分型】

动脉导管未闭依其形状分为五型：

1. **管型** 最多见，导管两端直径相同。

2. **漏斗型** 导管主动脉端直径较肺动脉端直径粗，较常见。

3. **窗型** 少见，导管短、粗。

4. **哑铃型** 较少见。

5. **动脉瘤型** 较少见。

动脉导管未闭构成主动脉与肺动脉之间的异常通道，血液从主动脉经动脉导管向肺动脉分流，其分流量取决于动脉导管的粗细及主肺动脉间的压力阶差。主动脉压力高于肺动脉压力，肺血流量增加，左心房压力增高，左心室容量负荷加重，左心室扩张肥厚，甚至出现充血性心力衰竭，长此以往，易出现艾森门格综合征。对于一些复杂性心脏病，必须要保持动脉导管的开放才能维持体循环或肺循环的平衡，称为"导管依赖性先天性心脏病"，如肺动脉闭锁、主动脉弓离断、室间隔完整性大动脉转位、左心发育不良等。

【临床表现】

患儿症状和体征的表现与导管粗细、肺血管阻力大小有关。轻者可无明显症状，仅听诊时闻及杂音。重者可有反复呼吸道感染、气急、乏力、多汗、心悸、发育障碍，甚至左心衰竭。偶尔扩大的肺动脉压迫喉返神经而引起声音嘶哑。典型的心脏杂音为胸骨左缘第2肋间闻及粗糙响亮连续机器样杂音，占整个收缩期和舒张期，肺动脉瓣区第二心音亢进或增强，并扪及收缩期震颤。杂音向左锁骨下、颈部和背部传导。此外，由于动脉舒张压降低，脉压增宽，出现周围血管体征。当严重肺动脉高压出现艾森门格综合征时，下半身或左上肢发绀和杵状指，即为差异性发绀。

【诊断及鉴别诊断】

1. **病史** 可有反复呼吸道感染、气急、乏力、多汗、差异性发绀、心悸、发育障碍，甚至左心衰竭。

2. **体格检查** 重点听诊患儿各瓣膜区心脏杂音：胸骨左缘

第2肋间闻及粗糙响亮连续机器样杂音,向左锁骨下、颈部和背部传导,可有周围血管征。

3. **辅助检查**

（1）胸部 X 线检查:左心室、左心房增大,肺动脉段突出,肺门血管影增粗。

（2）心电图检查:左心室肥大或左、右心室合并肥大,部分合并左心房肥大。

（3）超声心动图检查:左心房和左心室内径增宽,主动脉内径增宽,左心房内径/主动脉根部内径>1.26,扇形切面显像示导管的位置和粗细。

（4）心血管造影检查:为有创检查,可提供明确诊断。患儿在需要排除其他合并畸形时可选择此项检查。

4. **鉴别诊断**

（1）房间隔缺损:典型心脏杂音为胸骨左缘第 2~3 肋间闻及柔和收缩期杂音,肺动脉瓣区第二心音亢进,呈固定分裂;胸片可见肺门舞蹈征;心电图示右心室肥大、不完全性右束支传导阻滞;心脏彩超示房间隔有回声中断。

（2）室间隔缺损:典型心脏杂音为胸骨左缘第 3~4 肋间闻及全收缩期喷射性杂音;胸片提示左心室和右心室扩大,肺动脉段膨隆,肺血管影增粗;心电图示左心室高电压、左心室肥大,但室间隔缺损合并主动脉瓣关闭不全时,其杂音性质与动脉导管未闭相似;心脏彩超示室间隔有回声中断。

（3）主、肺动脉隔缺损:杂音的性质和血流动力学基本相似,但主、肺动脉隔缺损的杂音位置偏低,患儿易较早出现肺动脉高压,心脏 CT 或心脏彩超有助于鉴别。

（4）主动脉窦瘤破裂入右心室:本病发病较急,病程进展较快,有胸痛、呼吸困难、咳嗽等症状。听诊为连续性杂音,但位置较低。心脏彩超提示主动脉窦部异常分流。右心导管检查可明确诊断。

【治疗原则与方案】

诊断明确者均可手术治疗,不受年龄限制。早治愈可防止心衰及感染性心内膜炎的发生。如一旦发生心内膜炎,应正规抗感染治疗,愈后 3 个月再手术。合并肺动脉高压时应及早手术,术前可使用降肺动脉压药物。但若出现差异性发绀,则为手术禁忌。伴有肺血流减少的复杂先天性心脏病,在根治术前不能单独先闭合导管。

1. **术前准备** 术前禁食,应用抗生素预防感染,其他无须特殊准备。合并中、重度肺动脉高压者,术前应间断吸氧,应用血管扩张剂。合并心力衰竭者,术前应给予强心、利尿、扩血管治疗。

2. **麻醉** 采用全身麻醉、气管内插管和静脉复合或加用单次硬膜外麻醉。

3. **非体外循环手术** 切口为斜形、弧形或倒"S"形,目前多采用腋下小切口。右侧卧位,经左第 3 肋间入胸。入胸后,沿降主动脉表面纵行剪开纵隔胸膜,钝性或锐性充分游离导管,将肺动脉侧纵隔胸膜悬吊以保护喉返神经。试阻断导管了解血压变化,无变化可继续手术:①结扎法:小弯钳分离未闭导管后套入丝线 2 根,分别于主动脉侧和肺动脉侧双重结扎;②结扎加贯穿缝扎法:结扎后用 5-0 滑线贯穿缝扎导管中段;③切断缝合法:夹闭导管两端,贴近主动脉端血管钳切断导管,用 5-0 双头针滑线连续来回缝合断端,先缝合肺动脉端,再缝合主动脉端;④金属夹钳闭法:用 2~3 枚钛夹闭合导管两端。

4. **体外循环下手术** 适用于粗大的动脉导管伴重度肺动脉高压、导管内膜炎有心内赘生物者,以及合并其他心内畸形需要手术者。建立体外循环,心脏停搏前需要先插好左心引流管,术者用手指压迫阻塞动脉导管,切开主肺动脉,经动脉导管插入球囊导管入降主动脉并完全阻塞动脉导管,增加灌注,继续降温,鼻咽温降至 20~25℃,体外循环低流量下,于主肺动脉内动脉导管后缘进针,褥式带垫缝合 3~4 针,经肺动脉前壁穿出,另加以垫片打结。

5. **介入治疗** 主要采用经导管弹簧圈堵塞术或 Amplatzer 蘑菇伞堵塞术。

6. **胸腔镜技术** 适用于儿童、婴幼儿,不适用于肺动脉高压及窗型导管、体重低于 1 500g 的早产儿或导管壁钙化者。切口选择左第 3 肋间后侧,第 4 肋间腋中线及两点之间第 3 肋间处置3个套管,游离导管,用钛夹夹闭,钛夹要较导管壁长,贴近主动脉侧用两枚钛夹夹闭。

7. 术后并发症及预防

（1）乳糜胸:持续引流,低脂、高蛋白等营养支持,多采取保守疗法。

（2）高血压:保持安静,口服降压药或静脉滴注硝普钠,视血压调节用量。

（3）喉返神经损伤:声音嘶哑、呛咳,多为术中牵拉过度引起,术后1~2个月可恢复。

（4）主动脉瘤形成:发生率较低,一旦明确诊断应及时手术治疗。

【预后】

手术治疗具有安全和疗效确切等优点,手术死亡率在1%以下。随着手术方法的改进,术后并发症大为减少,绝大部分小儿心脏杂音消失,生长发育正常。

【小结】

动脉导管未闭诊断明确后,均可手术治疗,不受年龄限制。注意与其他先天性心脏病进行鉴别。手术根据动脉导管的粗细、是否合并肺动脉高压等进行选择。术后注意并发症的预防与治疗。经手术治疗后,绝大部分小儿心脏杂音消失,生长发育正常。

参 考 文 献

1. Khonsan S, Sintek CF. Cardiac surgery. 3rd ed. Philadelphia: Lippincott Williams & wilkins, 2003.

2. Wagner HR, Ellison RC, Zierler S, et al. Surgical closure of PDA in 268 preterm infants. J Thorac Cardiovasc Surg, 1984.

第五节　法洛四联症

【概述】

法洛四联症(tetralogy of Fallot, TOF)是最常见的发绀型先天性心脏病。1888 年，Fallot 对此症作了较为完整的阐述，基本病理解剖为室间隔缺损、肺动脉狭窄、主动脉骑跨和右心室肥厚，其中肺动脉狭窄为最主要的病理改变。

【病因】

VanPraagh 认为法洛四联症的四种畸形是右心室漏斗部或圆锥发育不良的后果，即当胚胎第 4 周时动脉干未反向转动，主动脉保持位于肺动脉的右侧，圆锥隔向前移位，与正常位置的窦部室间隔未能对拢，因而形成发育不全的漏斗部和嵴下型室间隔缺损，即膜周型室间隔缺损。若肺动脉圆锥发育不全或圆锥部分完全缺如，则形成肺动脉瓣下型室间隔缺损，即干下型室间隔缺损。

【病理解剖】

法洛四联症是由特征性的室间隔缺损、肺动脉狭窄、主动脉骑跨及继发性右心室肥厚所组成的先天性心脏畸形（图 4-5-1）。其室间隔缺损的特征：①对位异常的室间隔缺损：由于圆锥室间隔向前移位而与正常位置的窦部室间隔未能对拢而形成；②大型缺损：其直径约等于主动脉瓣口直径，主动脉瓣和二尖瓣呈纤维连接。混合型肺动脉狭窄是指包括漏斗部狭窄、肺动脉瓣及其瓣环和/或肺动脉干及其分支狭窄。因此，法洛四联症患者的病理生理特点是左、右心室压力相等。法洛四联症主动脉瓣骑跨于室间隔缺损之上但仍与二尖瓣保持纤维性联系，肺动脉瓣仍在主动脉瓣左前方，流出道明显狭窄。

1. 肺动脉狭窄

（1）漏斗部狭窄：漏斗部狭窄是法洛四联症的主要病理改变，其特点是肥厚的室上嵴、隔束、壁束与向前、向左偏移的漏斗部室间隔形成右心室流出道的狭窄。漏斗部肌束局部肥厚形成漏斗入口。肺动脉瓣开口即漏斗出口。漏斗入口和出口之间的腔即第三心室。第三心室可大可小，漏斗部室间隔发育较好者，第三心室较大，漏斗入口往往狭窄严重，常形成漏斗部纤维性狭窄环，有时此口仅 2~3mm；漏斗部室间隔发育较差者，第三心室狭小，往往伴有肺动脉瓣环发育不全；漏斗部室间隔发育不全甚至缺失者，则无第三心室形成，右心室流出道的后壁即为室间隔

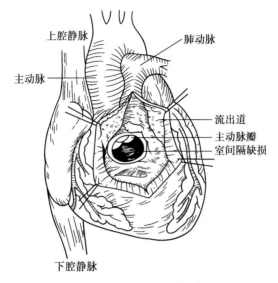

图 4-5-1　法洛四联症解剖

缺损;如整个右心室流出道均发育很差,则无漏斗口,也无肥厚肌束,而呈管状狭窄;如漏斗部室间隔与前方的右心室游离壁融合在一起,可形成先天性漏斗部闭锁。第三心室的心内膜常发生纤维化和增厚。纤维化可随年龄增长逐渐加重,最后导致继发性漏斗部闭锁。9 个月以下婴儿不会继发心内膜纤维化,2 岁前很少见严重者。肥厚的隔壁两束分为两类:一类为肉柱型,多见于流出腔较大的病例,隔壁束与右心室壁和室间隔之间有蜂窝状间隙,占90%;另一类为肉块型,多见于流出腔小和漏斗部管状狭窄的病例,隔壁两束与右心室壁和室间隔互相融合而成隆起的肉块,占 10%。

（2）肺动脉瓣:75%的患儿有不同程度的瓣膜狭窄,约 2/3 为两瓣畸形。瓣叶可增厚,交界粘连,导致瓣叶活动度降低及瓣口狭窄。严重时瓣叶融合成幕顶状,瓣口仅针孔样大小。成人瓣膜增厚或部分钙化。约 10%的患儿瓣膜发育不良,常合并肺动脉瓣环狭窄。

（3）肺动脉瓣环:法洛四联症患儿的肺动脉瓣环均小于主

动脉瓣环,但不一定构成梗阻。漏斗口位置偏低,漏斗腔较大者很少狭窄。反之,漏斗口位置高、漏斗腔较小者,瓣环处心内膜纤维组织增生,形成不同程度的环状狭窄,多伴有瓣环狭窄。漏斗部呈管状狭窄者,瓣环均有严重狭窄。

（4）肺动脉及分支:漏斗部发育不全、流出道呈弥漫性管状狭窄者,多伴有主肺动脉狭窄,主肺动脉直径多不足主动脉直径的一半,且向左后方移位,隐于主动脉后方并伴有瓣环狭窄。肺动脉分叉处狭窄较少见,若有则分叉部呈"Y"形。左、右肺动脉狭窄多见于法洛四联症合并肺动脉闭锁者。极少数病例左或右肺动脉缺如,实际上为左或右肺动脉与主肺动脉失去连接,远侧肺动脉由未闭动脉导管或主-肺动脉侧支循环供应。左肺动脉缺如约占3%。肺动脉侧支循环主要有支气管动脉和锁骨下动脉、无名动脉与肺动脉形成的纵隔旁侧支循环两条途径。肺动脉瓣缺如的病例（3%~5%）,其肺动脉瓣环显著狭窄,右心室严重肥厚,称合并肺动脉瓣缺如综合征的法洛四联症。

（5）肺动脉狭窄的分型:①单纯漏斗部狭窄,占26%;②漏斗部及瓣膜狭窄:瓣环无狭窄,漏斗部狭窄位置多较高,漏斗腔较小或无漏斗腔,占26%;③漏斗部、瓣膜、瓣环狭窄:漏斗部狭窄位置均很高,多无漏斗腔,主肺动脉多有牵拉性狭窄,占16%;④弥漫性管状狭窄:几乎均伴有瓣膜狭窄或二叶瓣,其中约有1/3伴肺动脉分支狭窄,占27%;⑤单纯肺动脉瓣膜及瓣环狭窄:占5%。

2. **室间隔缺损**　法洛四联症的室间隔缺损分为嵴下型和肺动脉下型两种。极少数病例为多发性室间隔缺损。

（1）嵴下型室间隔缺损:位于主动脉瓣下,其上缘为圆锥隔以及邻近主动脉右冠状瓣环旁一段光滑的右心室前壁,后缘为三尖瓣隔瓣环和窦部室间隔。嵴下型室间隔缺损可分为两种类型:①隔束后下肢发育良好,缺损与三尖瓣环间有一连续肌束,覆盖膜部室间隔。此类所占比例较小。②缺损后下缘为膜部室间隔,三尖瓣、二尖瓣附着处和主动脉瓣环连接所形成的纤维环。此类所占比例较大。

（2）肺动脉下型室间隔缺损:位于主动脉下,是圆锥室间隔部分或完全缺如所致,其特点为缺损前缘是肺动脉瓣环,或与肺动脉瓣环之间有一条纤维肌肉束。可分为两种类型:一为室上嵴发育不良型,其下缘为残余室上嵴,与心脏传导束距离较远;一为室上嵴缺如型,其下缘为窦部室间隔,与嵴下型缺损下缘相似。

（3）室间隔缺损与心脏传导束的关系:室间隔缺损与心脏传导束的相对位置关系对法洛四联症患儿的手术有重要指导意义。肺动脉干下型室间隔缺损后下缘与传导束距离较远,手术中一般不致损伤。但嵴下型室间隔缺损后缘与传导束较近,术中较易损伤,应引起高度注意。对于隔束后下肢发育好的患儿,希氏束在距缺损后下缘较远处穿越室间隔,并深埋于此肌束内。右束支则行走于隔束后下肢与小梁室间隔,传导束不易受损伤。对于隔束后下肢发育不良的患儿,希氏束在靠近缺损纤维后,下缘处穿越室间隔,右束支在缺损前下缘右心室侧心内膜下行进。因此,手术时希氏束及右束支较易受损。在此区内如缝合不穿透三尖瓣环和窦部室间隔,仅缝在三尖瓣隔瓣根部和室间隔的右心室面,则无损伤希氏束和右束支而产生心脏传导阻滞的危险。

3. **主动脉骑跨**　法洛四联症患儿主动脉向前移位并骑跨于室间隔之上,多数病例骑跨大于 50%,在部分患者可达 90%。手术中常见到升主动脉几乎遮盖较细的肺动脉。主动脉骑跨是主动脉根部右移、顺时针转位及漏斗隔移位的结果,但主动脉无冠瓣或左冠瓣(当顺时针转位较多时)仍与二尖瓣前瓣间有纤维连接。主动脉的骑跨程度与右心室流出道的发育程度及漏斗部室间隔的偏移程度有关。单纯漏斗部狭窄且位置较低、有较大漏斗腔者,主动脉骑跨和旋转较轻,反之则重。有学者认为,如主动脉骑跨超过 50%,应诊断为右心室双出口。而 Kirklin 则认为,在有肺动脉狭窄的情况下,主动脉骑跨在 90% 以上方可诊断为右心室双出口。

4. **右心室肥厚**　法洛四联症的右心室肥厚是继发于肺动脉狭窄的病理改变,也可能与右心室高压和心内分流有关。在婴幼儿右心室肥厚较轻;随着年龄增长,逐渐加重。进入成人期如出现高血压和尿蛋白,表明右心室肥厚严重,甚至纤维化和僵硬,手术会比较困难。一般右心室壁与左心室壁厚度相等或接近相等。少数病例右心室舒张末容量降低,射血分数变小。

5. **合并畸形**　法洛四联症合并房间隔缺损者较多见,有人称之为法洛五联症。合并右位主动脉弓者占25%。在右位主动脉弓病例中,90%的颈部大血管呈镜像反位,即第一支为左无名动脉,第二支为右颈总动脉,第三支为右锁骨下动脉。冠状动脉分支异常与手术密切相关,多为前降支起自右冠状动脉,斜行越过右心室漏斗部者占3%~5%,合并左上腔者占10%,合并动脉导管未闭者占4%,合并完全性房室通道者占2.8%。

【病理生理】

病理生理改变主要取决于肺动脉狭窄程度和室间隔缺损的大小。由于肺动脉漏斗部梗阻及主动脉骑跨,右心室排血阻力增加,右心室不能将腔静脉回流血液全部射入肺动脉,右心室收缩期负荷加重、压力增高,导致发生代偿性肥厚,进而可使右心房压力增高,右心房也可扩大,肺动脉压降低。由于有室间隔缺损,骑跨的主动脉经常接受左、右心室的混合血输送至全身,成为临床表现发绀的重要原因。肺动脉狭窄越重和室间隔缺损越大,则右向左的分流量也越大,发绀也越重。因肺循环血流量明显减少致血氧交换不足,也是出现发绀的重要原因。肺动脉越狭窄,肺血流量越少,缺氧越严重,代偿性侧支循环越增多。在4~6个月以下的婴儿,常因动脉导管保持开放,使较多血液流入肺部进行氧合,故发绀可不明显。若肺动脉狭窄不严重,右心室压力较低于左心室,在安静时可出现左向右分流,临床上无持续性发绀,称为无发绀法洛四联症。

【临床表现】

1. **症状**

(1) 发绀:发绀通常是第一个被发现的症状,但出生时发绀多不明显,生后3~6个月渐渐明显,表现在唇、指/趾甲、口腔黏膜等部位,并随年龄增长而加重。这主要与右心室流出道梗阻的严重程度有关。动脉导管尚未闭合者发绀较轻,甚至无发绀。发绀在活动和哭闹时加重,平静时减轻。

（2）蹲踞:是法洛四联症者的特征性姿态。导致肺部血流减少、发绀加重的任何因素,均可使患儿出现蹲踞。蹲踞促使回心血量减少,同时股动脉因蹲踞而弯曲,使下肢动脉血管阻力增高,流向躯干上部的血流量相对增加,使中枢神经系统缺氧状况改善;同时,体循环阻力的增高可减少右向左分流,肺循环血流量增多,发绀迅速好转。

（3）缺氧发作和活动耐力降低:法洛四联症患儿的缺氧发作常在出生后 6 个月开始,以单纯性漏斗部狭窄患儿最常见。往往发生在喂乳、啼哭或排便时,表现为呼吸困难、发绀加重、失去知觉,甚至惊厥,有时因昏迷和抽搐而死亡。发作原因可能为右心室流出道漏斗部肌肉痉挛导致梗阻加重,或因体循环阻力下降使肺循环血流突然减少。由于组织缺氧,活动耐力和体力均明显下降。

2. **体征**　杵状指/趾为法洛四联症的常见体征,多在发绀出现后 6 个月至 2 年间出现,逐渐加重。肺动脉严重狭窄者,往往左心室发育不良,生长和发育可迟缓,表现为身长、体重均小于同龄儿,肌肉松软,但智力往往正常。听诊在胸骨左缘第 2~4 肋间闻及粗糙收缩期杂音,伴震颤。杂音越弱,提示右心室流出道狭窄越重,极严重患儿和肺动脉闭锁者甚至听不到杂音。缺氧发作时该杂音消失,缓解后又恢复至原有响度。肺动脉区第二心音可以明显减弱或亢进而单一。这是由于主动脉转位使增强的主动脉第二心音在肺动脉区很响。在肺动脉区存在连续性杂音时,提示合并动脉导管未闭;如闻及双期杂音,则提示合并肺动脉瓣缺如。在胸骨左、右缘和背部存在轻度的连续性杂音,提示支气管动脉侧支循环丰富,预后不良。

【辅助检查】

1. **实验室检查**　法洛四联症患儿血氧饱和度较低,通常有红细胞增多症,若出现贫血征象往往提示有造血功能障碍,预后较差。

2. **心电图检查**　电轴右偏,右心房扩大,右心室肥厚。

3. **X 线检查**　典型者呈"靴型心"。

4. **超声心动图检查**　为确诊首选方法,可评估左、右肺动脉发育情况和肺动脉狭窄程度,以及测算左心室容积、功能、合并其他畸形。

5. **心导管和右心造影检查** 心导管检查是诊断法洛四联症的重要检查技术,但心导管检查为有创检查,已被心脏超声和CT检查所取代。心导管造影可了解右心室流出道狭窄的部位、程度,可计算心内分流部位和分流量。目前主要用于合并其他心脏畸形未能明确诊断者,以及了解远端肺动脉发育情况、明确冠状动脉情况等。

6. **CT 和 MRI 检查** CT 可直观地观察肺动脉形态及其与主动脉的关系、侧支循环的大小及部位等。MRI 检查主要是对左心功能的评估。

【诊断与鉴别诊断】

通过询问病史、了解症状和体格检查及心脏超声检查后,可以做出初步诊断。

【治疗】

1. **一般处理** 避免哭闹,注意营养,保暖防冷以减少氧耗。患儿易致低血糖,也应予防治。

2. **预防脑血管栓塞** 发绀严重、红细胞显著增多者,平时宜多喝水。如患儿有高热、呕吐、腹泻时,更应及时补液,以防止因脱水致血液浓缩而发生脑血管栓塞。

3. **缺氧发作的治疗和预防** 紧急状况的治疗目的是消除这些不良因素,主要包括:供氧;镇静;补充重碳酸盐、晶体液;应用 α 受体激动剂以提高体循环阻力、β 受体阻滞剂以减轻右心室流出道痉挛。

4. **手术治疗**

(1)手术指征:手术治疗是法洛四联症患者治愈的唯一方法。法洛四联症根治手术如具备以下 2 个条件者,则手术效果较理想:①肺动脉分支和周围肺动脉发育良好,McGoon 指数>1.2;②左心室舒张期末容积指数应大于 30ml/m^2,否则宜先行姑息性分流术,二期再行根治术。

原则上,法洛四联症根治术无绝对禁忌证,但在下列情况下应慎重考虑根治手术:①主动脉骑跨>75%,可归入右心室双出口的范畴;②有冠状动脉异常起源或异形者,特别是主干或大分支横跨右心室流出道者;③一侧或双侧肺动脉发育不良或缺如者;④并发肺动脉闭锁;⑤左心室发育不良,左心室舒张期末径/降主动脉径<2者。

(2)手术时机:①多数法洛四联症病例出生时体循环血氧饱和度满意无须治疗,但缺氧发作频繁者,则必须尽早手术,甚至在新生儿时期就进行手术;②择期手术病例,多数医疗中心提倡0.5~1岁行选择性根治术;③对不宜行根治术者,可选择姑息性手术,为后期行根治术做好准备。

(3)手术方法及评估

1)姑息性手术:因为心脏外科发展迅速,法洛四联症一期矫治术逐年增多,且不受年龄限制,手术效果满意,所以姑息手术目前已大幅下降,仅用于少数肺动脉过于窄小特别是外周肺动脉分支发育不良者、合并其他复杂心脏畸形无法根治手术、左心室发育较差的患儿。

2)体-肺动脉分流术:体-肺动脉分流术为分期手术的初期手术,经典或改良的 Blalock-Taussing(B-T)分流最普遍。Waterston 吻合(升主动脉-右肺动脉)和 Potts 吻合(降主动脉-左肺动脉)由于较难控制分流量和肺动脉高压及在完全根治时拆除分流困难,需重建扭曲的肺动脉,较为复杂,多数中心已废除。经典的 B-T 分流建在主动脉弓的对侧(无名动脉的同侧),使锁骨下动脉较易达到肺动脉而不造成扭结。虽然吻合手术可在任何年龄和大小的肺动脉上进行,但由于新生儿锁骨下动脉细小,多数医生更愿意在新生儿期行改良 B-T 分流。改良 B-T 分流,只要在锁骨下动脉-肺动脉间植入聚四氟乙烯人造血管即可。因为可行早期完全根治,管道直径一般为 3~5mm,太大易造成充血性心衰。由于具有较低的分流失败率及较好的减状性能,改良 B-T 分流效果显著。改良 B-T 分流的一大优点是可在任何一侧进行而不用考虑主动脉弓部血管有无异常,由于根治时拆除方便,通常选右侧径路。另外,拆除经典或改良 B-T 分流不甚复杂,且通过适当的手术操作,肺动脉扭曲、充血性心衰和肺动脉高压发生率均较低。

3)其他类型的姑息手术:肺动脉极度发育不良病例,可行保留室间隔缺损的右心室流出道补片或管道连接姑息手术。此术支持对称的肺动脉血流,同时避免了体-肺动脉分流时可能造成的肺动脉扭曲或左右肺动脉发育不均衡等问题。然而,多数法洛四联症伴肺动脉狭窄病例,肺动脉发育不良是由于本身缺乏肺动脉血流引起,对增加肺血流术式的反应迅速,因此,保留室间隔缺损时肺血流突然增多可造成严重的充血性心衰和水肿。无肺动脉共汇的病例,需行一期肺动脉汇合术,可同时行减状分流或完全根治。

(4) 根治手术:1954 年,由 Scott 在低温麻醉下阻断上、下腔静脉后施行;同年,Lillehei 应用"控制性交叉循环"的方法进行直视根治。1955 年,Kirklin 首创在体外循环下直视根治术的标准方法,成为现代外科治疗法洛四联症的基本方法。

(5) 法洛四联症矫治术

1) 修补室间隔缺损:对于不需用补片扩大右心室流出道的病例,可选择右心房切口,拨开三尖瓣修补室间隔缺损,并切除右心室流出道异常肥厚肌束(隔束和壁束)。如合并肺动脉瓣狭窄,可再加作肺动脉根部横切口,沿肺动脉瓣叶三个交界切开。也可选择右心室中上 1/3 处横切口,可同时兼顾解除右心室流出道及肺动脉瓣狭窄,并修补室间隔缺损。

对于需要用补片扩大右心室流出道的病例,则选择右心室前壁纵切口,必要时可向上切开肺动脉瓣环、肺动脉主干直至左右肺动脉分叉,用自体心包或四氟乙烯补片剪成圆形修补室间隔缺损。

2) 解除右心室流出道狭窄:不需要作右心室流出道补片的手术方法已在前面提及。对于需要作右心室流出道补片的病例,作右心室前壁纵切口,切断切除隔束、壁束及部分室上嵴肥厚心肌后,取自体心包片或已预凝的人工血管壁作补片,扩大右心室流出道,如合并肺动脉瓣环狭窄则需作跨瓣补片解除狭窄。

需要注意的是,避免残留室间隔缺损及右心室流出道狭窄解除不完全,是保证手术效果的关键。

(6) 手术方案的选择:一般采用根治性手术。但若患儿左心室和两侧肺动脉发育极差,则采用姑息性手术。

【预后】

随着对法洛四联症的病理解剖和病理生理的深入研究,以及手术技术、体外循环设备、术后护理水平的不断提高,其手术死亡率已明显降低(5%以下),远期效果良好。

法洛四联症术后处理应注意以下几个方面:

1. 应合理把握呼吸机的使用时间,尽早撤离呼吸机,充分镇静。

2. 早期适量应用正性肌力药物,如多巴胺。

3. 术后常规使用洋地黄、米力农等强心药物。

4. 血容量不足所致血压不稳时,可适当提高中心静脉压,必要时可升至 15~16mmHg,以稳定血压。

5. 保持尿量 1~2ml/(kg·h)。尿少时可在适当补充胶体的基础上,给予利尿剂。

6. 严格控制液体输入量和速度。

【小结】

法洛四联症是常见的先天性心血管畸形,在发绀型先天性心脏病中居首位。法洛四联症的病理解剖特征有四点:①肺动脉狭窄;②心室间隔缺损;③主动脉骑跨;④右心室肥厚。1944年,BlaloCk 和 Taussig 认识到四联症的主要病理生理改变是肺循环血流量不足,动脉血氧含量降低,导致发绀和死亡。自然预后主要取决于右心室流出道梗阻的严重程度,绝大多数患者死于缺氧或心力衰竭,因此,应尽早手术治疗。

参 考 文 献

Pozzi M,Trivedi D B,Kitchiner D,et al. Tetralogy of Fallot:what operation,at which age. European Journal of Cardio-Thoracic Surgery,2000,(6):631-636.

第六节　右心室双出口

【概述】

右心室双出口(double outlet right ventricle,DORV)是指两

大动脉完全起源于右心室;或者一大动脉完全起源于右心室,另一大动脉大部分起源于右心室。有学者主张以50%规则作为界定标准。右心室双出口属于圆锥动脉干发育异常导致的心室动脉连接畸形,是一种复杂少见的先天性心脏病,占所有先天性心脏病的1%~2%。

【病因】

在胚胎早期原始心管的最初发育阶段,圆锥动脉干与原始右心室相连。心室右袢弯曲后,原始左、右心室向正中线移动靠拢,从而使圆锥动脉干骑跨于室间隔上方。动脉干分隔为两根大动脉,圆锥部形成主动脉瓣下和肺动脉瓣下的两个瓣结构。其后主动脉瓣下圆锥逐渐吸收而肺动脉瓣下圆锥充分发育,将肺动脉口推向右前与右心室相连,同时将主动脉瓣口向左后下方推移,使之与左心室相通,与二尖瓣连接。如果圆锥动脉干向中线的移动不充分,主动脉瓣下圆锥未完全吸收,肺动脉瓣下圆锥发育不完善,则两根大动脉即保持在原始状态共同与右心室相连而形成右心室双出口。大动脉间的彼此位置关系取决于各自瓣下圆锥结构的发育程度。大多数右心室双出口的两大动脉下均有肌性圆锥结构(双侧圆锥),所以半月瓣和房室瓣之间被隔开而无纤维性联系。少数病例某一侧圆锥发育差时,仍可存在两者之间的纤维性联系。

【病理解剖】

右心室双出口的病理解剖特征主要取决于两根大动脉的相互位置关系、室间隔缺损的位置以及是否合并肺动脉狭窄。

1. 两根大动脉的相互位置关系 右心室双出口的两根大动脉主要存在三种相互位置关系:

(1) 大动脉位置关系正常:大多数病例属于此种情况,大动脉位置正常,肺动脉干位于主动脉干的左前方,两者相互缠绕离开心脏。

(2) 右侧大动脉异位:主动脉在肺动脉的右侧,相互平行并列但无缠绕,前后位置有一定的变化,包括主动脉与肺动脉呈前后位置。多数情况下两者并列,主动脉瓣和肺动脉瓣在同一水平面上,有主动脉下和肺动脉下圆锥者则无主动脉瓣与二尖瓣连续。

（3）左侧大动脉异位：最少见，主动脉位于肺动脉的左前方。

大动脉之间与室间隔缺损的位置之间存在一定的相互关系，但并不能完全根据前者来推断后者。

2. **室间隔缺损** 右心室双出口的室间隔缺损是左心室唯一的流出通道，通常是非限制性的，仅有约10%的病例室间隔缺损小于主动脉开口，称为限制性室间隔缺损。多发性室间隔缺损约占13%。极少数病例无室间隔缺损，此时存在的房间隔缺损成为左向右分流的唯一通道。

按照 Lev 等分类方法，根据室间隔缺损与大动脉的位置关系，将右心室双出口的室间隔缺损分为4种类型：最常见的为主动脉下室间隔缺损，其次为肺动脉下室间隔缺损（Taussig-Bing 畸形），双动脉下室间隔缺损和远离大动脉室间隔缺损少见，这种区分对外科手术的选择有重要意义。两者的关系不仅与室间隔缺损在室间隔上的位置有关，更取决于高度可变的大动脉之间的位置关系以及圆锥隔的方向和大小。

3. **肺动脉狭窄** 在右心室双出口伴有主动脉下室间隔缺损或双动脉下室间隔缺损时，往往合并肺动脉狭窄。其中大多数为漏斗部狭窄，部分为肺动脉瓣及其瓣环狭窄（甚至闭锁），左、右肺动脉狭窄较少见。在 Taussig-Bing 畸形或右心室双出口伴远离大动脉的室间隔缺损者，则较少合并肺动脉狭窄。

4. **合并畸形** 除肺动脉狭窄外，右心室双出口可以合并多种房室瓣畸形，包括房室瓣狭窄、闭锁和跨越等。此外尚可合并心室发育不良、房间隔缺损、动脉导管未闭、右位心、体静脉异位引流等。Taussig-Bing 畸形伴有主动脉下狭窄者，往往合并主动脉缩窄或主动脉弓中断。

【病理生理】

右心室双出口病理生理变化主要取决于室间隔缺损和大动脉的位置关系，以及是否合并肺动脉狭窄或其他严重心内畸形，可以表现为从肺血减少到肺血过多，从发绀到充血性心力衰竭，肺血减少和低氧血症较常见。

一般认为右心室双出口合并非限制性的主动脉下或双动脉下室间隔缺损而无肺动脉狭窄时,其病理生理类似单纯大型室间隔缺损,血流动力学变化主要为左向右分流,肺循环血流量增加,可早期产生充血性心力衰竭、肺动脉高压和阻塞性肺血管病变。如合并肺动脉狭窄则其病理生理犹如法洛四联症,轻度梗阻者可为左向右或双向分流,发绀不明显;梗阻严重者,产生持续的右向左分流,则发绀明显。

大部分右心室双出口合并肺动脉下室间隔缺损者(即 Taus-sig-Bing 畸形),左心室的氧合血通过室间隔缺损经矢状位圆锥隔引导后优先进入肺动脉,右心室回流的体循环静脉血则进入主动脉,此时的病理生理恰似 TGA,发生充血性心力衰竭和发绀。

右心室双出口合并远离大动脉的室间隔缺损时,其病理生理则依室间隔缺损的具体位置变化而不同。

【临床表现】

1. 充血性心力衰竭 在大部分右心室双出口不伴肺动脉狭窄的病例,肺部血流明显增多,生后早期即可出现充血性心力衰竭,有心悸、气短和反复呼吸道感染等表现,在新生儿和在婴儿期很难与单纯室间隔缺损鉴别,但较后者更易早期产生肺动脉高压和肺血管阻塞性病变。如右心室双出口合并主动脉下狭窄和/或主动脉缩窄、二尖瓣畸形、完全性房室隔缺损者,则充血性心力衰竭出现更早且更加严重。

2. 发绀 在右心室双出口合并肺动脉狭窄的患者,均有不同程度的发绀。狭窄严重者酷似法洛四联症,生后早期即可出现明显发绀,生长发育迟缓,随年龄增长表现出活动性呼吸困难和蹲踞等症状。

3. 不同类型的右心室双出口体征也不相同。在无肺动脉狭窄的右心室双出口患儿,心前区多隆起,叩诊心界增大,听诊胸骨左缘第3~4肋间可闻及Ⅲ~Ⅳ/Ⅵ级收缩期杂音,肺动脉瓣区第二心音亢进,分流量大时心尖区可闻及隆隆样舒张期杂音。在右心室双出口伴有肺动脉狭窄的患儿,胸骨左缘第2~3肋间有Ⅲ~Ⅴ/Ⅵ级收缩期喷射性杂音,肺动脉瓣区第二心音减弱或消失,发绀明显者可有杵状指。

Taussig-Bing 畸形合并主动脉缩窄者,股动脉搏动扪不清楚,上肢血压明显高于下肢。在右心室双出口伴有二尖瓣畸形或完全性房室隔缺损的病例,在心尖区还可闻及 Ⅱ~Ⅳ/Ⅵ级收缩期反流性杂音。

【辅助检查】

1. **心电图检查**　大多数右心室双出口的心电图显示电轴右偏和右心室肥厚。Taussig-Bing 畸形多为双心室肥厚。

2. **X 线检查**　主要取决于肺血流量及其他合并的心内畸形。右心室双出口无肺动脉狭窄者,胸片显示肺部血管纹理明显增多,肺动脉段明显凸出,心影增大。有肺动脉狭窄者,心脏大小正常或轻度增大,心影左上缘有轻度凹陷,肺野相对清晰,犹如法洛四联症。胃泡、肝脏阴影和心尖位置可帮助鉴别心脏与内脏是正位还是反位,以及房室关系等。

3. **超声心动图检查**　绝大多数患儿可经二维超声心动图确定右心室双出口的诊断,超声心动图可以为手术方案的选择提供病理解剖的多项细节:①两根大动脉的起源及相互关系;②室间隔缺损的位置和大小;③有无肺动脉狭窄;④冠状动脉的起始和分布;⑤有无合并其他严重畸形。

4. **心导管检查和心血管造影检查**　此两项检查不仅可以核对超声心动图的诊断,还可以提供超声心动图无法得到的数据,对提高治疗效果有重要意义。心导管术可以测出两大动脉的血氧饱和度、各心腔血氧含量和肺动脉压力,并由此得出心内分流量和肺血管阻力,对术式的选择有极大帮助。但此检查是有创检查,对重症患儿有一定的风险和并发症,目前已被心脏彩超或 CTA 检查所替代。

【鉴别诊断】

1. **室间隔缺损**　大型室间隔缺损合并肺动脉高压者,其临床表现和 X 线胸片与右心室双出口不伴肺动脉狭窄者难以区别。但前者的心电图常为左心室肥厚或双室肥厚,而右心室双出口多为右心室肥厚,超声心动图显示两根大动脉均起自右心室。

2. 法洛四联症 法洛四联症与右心室双出口合并肺动脉狭窄者难以鉴别。二维超声心动图有助于鉴别两者。选择性左、右心室造影显示右心室双出口病例的主动脉瓣与肺动脉瓣几乎在同一高度；侧位可见升主动脉根部不同程度向前移位，位于肺动脉前方；左心室造影左前斜位见造影剂通过室间隔缺损进入右心室，则可确诊为右心室双出口。

3. 完全性大动脉转位 结合二维超声心动图及选择性心室造影可确定心房、心室连接是否一致，以及大动脉有无骑跨、瓣下有无狭窄等，以助于鉴别。

【治疗】

1. 手术原则 凡是确诊为右心室双出口者，外科手术是唯一的治疗手段。首先争取进行完全解剖根治，使左心室血流通畅地进入主动脉，右心室血流无梗阻地进入肺动脉，关闭室间隔缺损，同时处理肺动脉狭窄等伴发畸形。患儿的病理解剖基础是决定手术方案的首要因素，有条件行根治术者原则上应尽早治疗。若存在心室发育不良、房室瓣严重畸形、多发室间隔缺损或不可逆的肺血管病变，则为解剖根治术的禁忌。右心室双出口的类型众多，各自的血流动力学变化也不相同，具体手术方法和手术时机应根据室间隔缺损的位置、有无肺动脉狭窄及合并的心内畸形来决定，包括双心室矫治、单心室矫治及其他姑息性手术。

2. 手术方法

（1）**心室内隧道修补术**：过去一般需经右心室完成，依冠状动脉走行决定做横切口或纵切口。现在基本上经右方切口修补。经此切口仔细探查室间隔缺损的位置、大小，以及与两大动脉开口的关系。如为限制性室间隔缺损，则向前上方扩大缺损。靠近两大动脉开口的室间隔缺损往往是巨大缺损，无须扩大。

（2）**心室内隧道修补和右心室流出道重建术（Rastelli术）**：此手术适用于右心室双出口合并肺动脉狭窄者心室内隧道修补时，补片阻碍右心室流出道以及冠状动脉横跨右心室流出道疏通。基本方法与法洛四联症矫治术相同，首先充分切除肥厚的隔束和壁束及部分圆锥隔,再建心室内隧道连接室间隔缺损与主动脉口,外管道连接肺动脉与右心室流出道。

（3）心室内隧道修补和大动脉调转术:是治疗婴幼儿Taussig-Bing 畸形不伴肺动脉狭窄者最常用的方法。术中要充分游离肺动脉干和两侧肺动脉及冠状动脉近端,经右心房或右心室切口常规修补室间隔缺损,使左心室血流通畅进入肺动脉,此时类似完全性大动脉转位。

（4）Damus-Kaye-Stansel 手术:适用于 Taussig-Bing 畸形伴有明显主动脉瓣口或瓣上、瓣下狭窄的病例。此种病例如进行大动脉调转术,术后将产生右心室流出道阻塞。先用补片修补室间隔缺损,连接左心室与肺动脉。切断肺动脉,其近心端与主动脉侧壁吻合,缝闭主动脉瓣,从而使左心室血经室间隔缺损和肺动脉后最终流入主动脉。心外管道连接右心室与肺动脉远端。

（5）右心室双出口伴有远离大动脉室间隔缺损的双心室修补:此类患儿的室间隔缺损多为流入道(房室通道型)缺损,如无房室瓣骑跨等合并畸形,则部分可行两心室修补。如果心室内隧道阻塞右心室流出道时,则需要跨瓣补片加宽或带瓣心外管道。如果需要将肺动脉置于补片的左心室面,可通过 Lecompte 手术或带瓣心外管道重建右心室肺动脉的连续性。当解剖条件需要将室间隔缺损连接到肺动脉,又无肺动脉狭窄时,可同时应用大动脉调转术。Barber-Marcial 报道应用 2～3 块牛心包片修复右心室双出口远离两大动脉室间隔缺损到主动脉的心内隧道,治疗效果有了明显提高。

（6）Fantan 类手术:适用于右心室双出口合并左或右心室发育不全、房室瓣骑跨,以及右心室双出口合并远离两大动脉室间隔缺损无法双心室修补者,只能分期或一期施行全腔静脉与肺动脉连接手术。

【术后并发症及处理】

1. **低心排血量综合征**　多发生在右心室双出口合并肺动脉狭窄的病例,是患儿早期死亡的主要因素。最常见原因为选择手术方法不当、心内修补不完善,如残存左、右心室流出道阻塞或室内分流;其次为术前心室肥厚重,术中心肌保护不佳或缺血时间长;心脏传导阻滞等。大多数病例需要术后持续应用小剂量多巴胺等强心药物治疗,延长辅助呼吸时间等。必要时延迟关胸促使心功能好转。

2. **左心室或右心室流出道梗阻** 残余肺动脉下狭窄,多由于漏斗部肌肉肥厚或右心室内隧道引起,宜再行右心室流出道补片扩大或心外管道;晚期主动脉下梗阻常需再次手术切除主动脉下圆锥肥厚肌束。

3. **室间隔缺损残余瘘** 残余心内分流可引起右心衰竭甚至死亡,因此术后经超声心动图证实有明显室内左向右分流者,应立即再次手术,以免延误时机。

4. **远期心室功能不全** 晚期左心室功能不全应用洋地黄和利尿药等药物治疗,若有主动脉下狭窄应再次手术;晚期出现右心衰竭者,往往是由于右心室到肺动脉的心外管道阻塞,经超声心动图检查证实后,应及时更换合适的心外管道。

5. **其他** 有完全性房室传导阻滞者,应安装永久性心脏起搏器;婴幼儿合并肺动脉高压者,术后应避免过度通气,纠正酸中毒,应用硝普钠或前列腺 E_1 减少肺血管阻力。

【预后】

右心室双出口畸形复杂,分类多,各家报道的治疗效果差异较大。随着心脏外科技术的不断发展和对右心室双出口病理解剖的深入研究,手术效果有了明显提高。

【小结】

右心室双出口是指两大动脉完全起源于右心室,或一大动脉完全起源于右心室而另一大动脉大部分起源于右心室。它属于圆锥动脉干发育异常导致的心室动脉连接畸形,是一种复杂少见的先天性心脏病。右心室双出口的病理解剖特征主要取决于两根大动脉的相互位置关系、室间隔缺损的位置,以及是否合并肺动脉狭窄。凡是确诊为右心室双出口者,外科手术是唯一的治疗手段。右心室双出口具体手术方法和手术时机应根据室间隔缺损的位置、有无肺动脉狭窄及合并的心内畸形而定。

第七节　室间隔完整型肺动脉闭锁

【概述】

室间隔完整型肺动脉闭锁(pulmonary atresia with intact ventricular septum,PA-IVS)是少见的发绀型先天性心脏病,约占先天性心脏畸形的1%。未经治疗者,50%死于新生儿期,85%于6个月内死亡。病变包括:肺动脉瓣交界融合呈隔膜状闭锁,瓣环有不同程度的狭窄,肺动脉总干呈轻度或中度狭小;三尖瓣和右心室发育不良,室间隔完整,通常伴有明显的冠状动脉畸形,以及继发孔房间隔缺损或卵圆孔开放。动脉导管未闭是患儿生存的必要条件,是常见的动脉导管依赖性心脏病,心脏大血管连接正常。

【病理解剖】

本病不是单纯的肺动脉病变,重要病理变化包括右心室和三尖瓣的发育不良及冠状动脉畸形,很少伴有主肺动脉间的侧支血管。肺动脉闭锁一般在瓣膜或在瓣膜与漏斗部两处。前者肺动脉瓣呈隔膜样闭锁,可见三瓣叶交界完全融合,肺动脉瓣环和肺动脉干都可接近正常;后者较少见,肺动脉瓣基部仅呈浅凹样改变,漏斗部闭锁或严重发育不良,肺动脉瓣环发育不良,肺动脉干也较细小。根据右心室发育程度可分为三型:Ⅰ型,右心室流入部、小梁部、流出部均存在,但右心室肥厚,心室腔小(53%);Ⅱ型,流入部、流出部存在,小梁部缺如(19%);Ⅲ型,仅有流入部,其他两部分因心肌增厚而使腔室消失(28%)。三尖瓣几乎都有不同程度的发育不良。临床上以三尖瓣环的直径来判断右心室的发育程度,用以指导手术方式。约10%的室间隔完整型肺动脉闭锁患儿可通过右心室与冠状动脉床之间的心肌窦状隙交通来获取冠脉血供,也称依赖右心室的冠状动脉循环。

【病理生理】

因心房水平有右向左分流,新生儿出生时即有发绀。只有动脉导管开放患儿才能生存,因为这是肺血的唯一来源。肺动脉闭锁的患儿出生后其肺血流量和血氧饱和度完全依赖动脉导管的直径大小而决定。若动脉导管在出生后收缩或功能性关闭,将造成肺血不足,出现低氧血症加重和代谢性酸中毒,甚至死亡。由于右心室的血液没有出路,进入右心室的血液经三尖瓣反流入右心房或在心肌收缩时通过心肌窦状隙进入冠状动脉循环。体静脉回流的血液,通过卵圆孔或房间隔缺损到左心房,与肺静脉血混合进入左心室及主动脉。但卵圆孔或房间隔缺损的直径大小可限制右向左分流的血量,若其直径小可导致右心房高压而产生体静脉淤血、体循环低心排血量的症状。

【临床表现】

多数患儿生后数日出现面颊、口唇、指端发绀,短时间气促、发绀加剧,呼吸困难,进行性低氧血症,导致代谢性酸中度。发绀的程度取决于动脉导管到肺的血流量的多少,若伴大的动脉导管发绀程度可较轻。大多在胸骨左缘可闻及三尖瓣反流的全收缩期杂音,或闻及动脉导管的收缩期杂音且第一、第二心音单一,心脏杂音变化较多。

1. **心电图** 患儿左心室电压优势,右胸前导联电压低于正常儿所见,提示右心室发育不良。

2. **胸部X线** 患儿出生时心脏不大或轻度增大,肺动脉段凹陷或平直,有不同程度的肺血减少。三尖瓣关闭不全时右心房增大,若三尖瓣严重反流时,则心脏增大明显。

3. **超声心动图** 二维多普勒超声心动图可显示右心室流出道缺如或狭小,为特征性表现,并能显示肺动脉瓣闭锁、右心室和三尖瓣的发育不良、右心室壁肥厚和右心腔小、三尖瓣的反流、房间隔缺损的大小及肺动脉干和其分支的发育程度,测量动脉导管的大小可对缺氧程度和预后作出判断。

【诊断与鉴别诊断】

1. **诊断** 根据病史、体征,结合超声心动图、心电图和X线胸片检查可作出诊断。心导管检查是评估冠状动脉解剖和确定是否存在右心室心肌窦状隙交通冠脉畸形的唯一可靠手段。选择性心血管造影应包括右心室造影,可清楚显示右心室腔大小、三尖瓣反流及右心室漏斗部盲端。逆行主动脉插管+动脉导管开口部位的造影可满意显示肺动脉干盲端及左、右肺动脉状况，从而测量漏斗部至肺动脉盲端间的分隔距离。

2. **鉴别诊断** 主要与一些出生后显著发绀、有柔和的收缩期杂音和肺血管纹理减少的先天性心脏病相鉴别，如危重型肺动脉狭窄、法洛四联症、肺动脉闭锁合并室间隔缺损、Ebstein 畸形、三尖瓣闭锁合并肺动脉闭锁，以及复杂型右心室双出口合并肺动脉闭锁等。

【治疗原则与方案】

目前尚无适合所有病例并获得一致认同的治疗策略。室间隔完整型肺动脉闭锁发病情况罕见，个体化的治疗经验相对有限。理想的治疗方案由个体病例的形态学和生理学基础而定。

1. **术前准备** 在新生儿期一经诊断为室间隔完整型肺动脉闭锁，应尽快建立静脉通路输注前列腺素 E_1，保持动脉导管开放，改善缺氧，纠正代谢性酸中毒。如有灌注不足现象，须正性肌力药物维持。对缺氧严重的重症新生儿应予机械通气、药物镇静及肌松药。

2. **手术原则** 保证肺动脉血流的适宜供应，改善低氧血症和纠正代谢性酸中毒以维持生存；同时做右心室减压术，促使右心室发育，为以后的二次根治术创造条件。分期的姑息手术在室间隔完整型肺动脉闭锁的治疗中占有相当重要的地位。

3. **手术方法**

（1）一期根治术：（双心室修补）对于右心室发育良好且室间隔三部分均存在者，可在体外循环下切开肺动脉瓣环，并用同种或异种带瓣补片扩入右心室流出道。同时修补房间隔缺损，结扎动脉导管未闭。

（2）二期根治术：目前对室间隔完整型肺动脉闭锁治疗的概念是分期手术，结合个体化的原则。二期手术的原则是经一期姑息手术后如果右心室发育良好，则二次手术采取双心室修补术；若姑息手术后右心室发育仍差，仅能做生理纠正术或改良 Fontan 术或 $1\frac{1}{2}$ 心室修补。

1）一期姑息手术：新生儿或 3~6 个月小婴儿动脉导管功能关闭或细小时，缺氧加重并出现代谢性酸中毒，必须尽早行改良体-肺分流术(Blalock-Taussing shunt)或中央分流术,目前有学者通过早期置入动脉导管支架以保持其开放,但治疗效果有待进一步观察。如果小婴儿此阶段动脉导管供血能够满足肺血需求,未产生严重低氧血症,且右心室发育尚可,可随访至6个月到1周岁左右直接行二期根治手术。

不同姑息手术的选择:右心室腔发育稍差但接近正常,仅为肺动脉瓣膜闭锁者,可单行肺动脉瓣切开术或经肺动脉球囊扩张术;右心室室间隔三部分均存在或仅漏斗部消失者,宜做体外循环下右心室流出道-肺动脉干补片扩大术,同时行改良体肺动脉分流术;右心室的漏斗部和小梁部均不存在者,仅做体-肺动脉分流术;对于依赖右心室的冠状动脉异常者,仅能做体-肺动脉分流术,后期做Fontan手术。

2)二期双心室修补:姑息术后密切随访二维超声心动图,观察右心室发育和三尖瓣环大小,如发育已明显改善则行心导管造影检查证实。早期姑息手术后1~4年,右心室发育不良已转为轻至中度,心房水平右向左分流变为轻度或双向分流;三尖瓣反流从重度转向轻度。手术包括拆除先前的体-肺动脉分流管道、关闭卵圆孔或房间隔缺损、解除右心室流出道梗阻。

3)改良Fontan术或双向腔肺分流术:右心室明显发育不良或存在右心室依赖性冠状动脉循环右心室无法减压,经一期姑息术后仍未得到改善者,6个月至1岁可行双向腔肺分流术,4岁以后再行改良Fontan术。

4)1½心室修补术:一期姑息术后或未行姑息术的婴儿随访至婴儿后期,右心室间隔流入部、小梁部和流出部均存在,心室腔仍小,三尖瓣反流中度以上者,可行切开闭锁的肺动脉瓣和右心室流出道扩大补片疏通,动脉导管结扎,上腔静脉与右肺动脉行双向腔肺分流术,心房保留小房间隔缺损,随访待右心室发育功能改善时,行心导管介入房间隔缺损伞片封堵治疗。

4. 术后处理 室间隔完整型肺动脉闭锁术后呼吸机支持,纠正低氧血症,监测血流动力学指标,应用血管活性药物多巴胺、米力农等维持,注意引流量,及时补充新鲜血,适当给予止血剂,并注意术后低心排血量综合征、右心衰竭等并发症的防治。如有人造血管,术后常规给予阿司匹林抗凝治疗。

【小结】

室间隔完整型肺动脉闭锁早期治疗有相当高的死亡率。手术生存率的高低取决于右心室及附件的发育程度。目前尚无适合所有病例且获得一致认同的治疗策略,个体化的治疗经验也相对有限。目前注重于单独使用介入治疗或联合使用手术治疗。

第八节　全肺静脉异位引流

【概述】

全肺静脉异位引流(total abnormal pulmonary venous drainage,TAPVD)为较罕见的发绀型先天性心脏病,发病率约占先天性心脏病的1.5%~3%,男、女发病比例约为2:1。全肺静脉异位引流的患儿,全部肺静脉回流血液均进入右心房。右心房内部分血液又需经未闭卵圆孔或心房间隔缺损流入左心房,否则出生后会很快死亡。

【病理解剖】

Darling根据肺静脉畸形连接部位,将全肺静脉异位引流分成四型(图4-8-1):

1. **心上型**　约占45%,肺静脉在左心房后方汇合后经垂直静脉引流至左无名静脉,有时引流入上腔静脉或奇静脉。垂直静脉在左肺动脉和左总支气管前方进入无名静脉,在此处受压迫可造成静脉回流梗阻。

2. **心内型**　约占25%,全部肺静脉直接引流入右心房或经肺静脉总干引流至冠状静脉窦。在肺静脉总干和冠状静脉窦之间可能发生梗阻。

3. **心下型**　约占25%,全部肺静脉在心脏后方汇合后经垂直静脉下行通过膈肌食管裂孔进入门静脉、下腔静脉或静脉导管等。回流血液经过高阻力肝血管床到达右心房或垂直静脉下行途中受压,均可引起肺静脉梗阻。

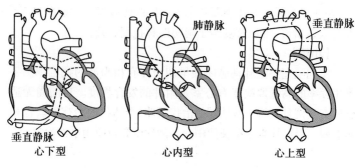

图 4-8-1　全肺静脉异位引流分型

4. **混合型**　约占 5%,全部肺静脉经过多种通道进入右心房。心下型和混合型患儿大多数在婴幼儿期死亡。

全肺静脉异位引流患儿约 75% 有卵圆孔未闭,25% 合并有心房间隔缺损,右心房、右心室往往扩大肥厚,肺动脉扩大,压力增高,左心房及左心室发育较小。肺静脉梗阻最常见于心下型,次之为心上型,发生率可高达 50%。其他并存的心脏血管畸形有动脉导管未闭、主动脉缩窄、永存动脉干、大动脉错位、单心室、肺动脉闭锁、法洛四联症和右心室双出口等。

【病理生理】

全肺静脉异位引流的患儿,肺静脉全部血液均通过垂直静脉引流入右心房,右心房内部分血液又经未闭卵圆孔或心房间隔缺损流入左心房及左心室,否则出生后会很快死亡。

全肺静脉异位引流的病理变化与房间隔缺损交通口的分流量大小有关。右心房接受体肺循环全部回心血液,血流量极度增多。若房间隔缺损小为限制性房间隔缺损,两侧心房之间的通道小,来自腔静脉与肺静脉的血液混合后仅少量流入左心房,再经左心室送入体循环,因此临床上出现轻度发绀,较早出现肺充血,右侧心腔及肺循环血流量大,肺动脉压力升高,大多在出生后数月内即死于右心衰竭。房间隔缺损大,则从右心房进入左心房的血流量多,发绀明显,而肺循环高压延迟出现。肺静脉回流梗阻者,发绀程度重,肺血管淤血,肺水肿,大多在出生后数周内死亡。

【临床表现】

临床症状取决于肺静脉有无梗阻、心房间通道大小及合并的其他心脏大血管畸形。

肺静脉回流梗阻者(肺静脉回流梗阻包括肺内小静脉、肺外肺静脉回流全程、过小的房间隔缺损中的任何一处梗阻)早期出现肺动脉高压和右心衰。无肺静脉梗阻者发绀不明显,病情发展较缓,婴儿期表现为生长缓慢、呼吸急促、心搏偏快和轻度发绀。查体:无特异性杂音,胸骨左缘肺动脉瓣区 2~3/6 级收缩期喷射性杂音,第二心音分裂并亢进;胸骨左下缘可听到舒张期隆隆样杂音;心浊音界增大,心前区可有抬举性搏动。

【诊断与鉴别诊断】

1. **临床表现** 气促、发绀(有肺动脉高压者发绀十分明显)、进行性呼吸困难、乏力、发育不良,可出现右心衰竭。

2. **X 线胸片检查** 肺血增多,肺动脉段凸出,右心室、右心房增大,心上型上纵隔阴影增宽,心影呈"8"字形。心内型、心下型者有类似房间隔缺损或合并肺动脉高压的 X 线特征。

3. **心电图检查** 右心房高压,右心室肥厚,电轴右偏,不完全性有数支传导阻滞。

4. **超声心动图或心脏大血管 CTA 检查** 为本病重要的确诊手段。肺静脉与左心房不连接,左心房后方探到汇总静脉为重要诊断依据。

5. **心导管及造影检查** 心导管可进入异位引流的肺静脉,选择性肺动脉造影可见肺静脉畸形引流的途径、部位,同时可显示有无肺静脉回流梗阻。

【治疗原则与方案】

1. **手术指征** 全肺静脉异位引流没有自愈的可能,因此诊断本身就是外科手术指征。手术时机取决于是否存在肺静脉梗阻。如出现肺静脉梗阻症状,须急诊手术治疗,合并梗阻的全肺静脉异位引流为少数急诊先天性心脏病手术之一。对于没有肺静脉梗阻和肺动脉高压者,可予强心、利尿、血管扩张药物,改善心功能,防治肺部感染,建议尽早手术。

2. 手术治疗

（1）心上型

1）心脏上翻法：在体外循环下，将心尖翻起，暴露左心房和肺静脉共干，分别做平行切口侧-侧吻合。早期多采用，现因暴露困难等原因已弃用。

2）左心房顶部方法：左心房顶部沿汇总静脉长轴做平行切口，对应左心房切口的汇总静脉做同样切口，并将其吻合。

3）无缝线技术（Sutureless 技术）：手术选择心包斜窦入路，沿共同静脉长轴横向剖开，并将此切口上延至垂直静脉的心包返折处，使用 7-0 PDS 缝线将左心房后壁切口与共同静脉切口周边的心包组织吻合，通过控制性出血技术将肺静脉回流的血液引流进入左心系统，部分结扎垂直静脉。

（2）心内型：经右心房切口，将房间隔缺损至冠状静脉窦之间的房间隔组织切除，并切除冠状窦与左心房部分间隔，形成人造无顶冠状窦，扩大房间隔缺损，用心包补片将冠状窦隔入左心房侧。

（3）心下型：心脏上翻暴露肺静脉共干，于共干近心端做纵行切口，左心房后壁相对应做切口，并将其吻合，近横膈处结扎共干。

3. 术后处理

（1）术后密切监测左心房压力变化：特别是术前有左心衰或肺水肿以及左心房、左心室较小的婴幼儿。肺动脉高压的治疗，注意控制补液速度，适当利尿，维持循环稳定。

（2）监测心律：心内型术中可能损伤房室结，易导致心律失常。

（3）监测吻合口是否存在梗阻：肺动脉压或 CVP 异常升高常提示吻合口梗阻，如出现肺静脉梗阻必要时需要再次手术。

（4）术后应用强心药物维持血流动力学稳定。

【预后】

手术疗效取决于手术中吻合口大小、肺静脉回流梗阻的解除及手术时机的选择。随着手术操作技术的改进，吻合口可尽量做得足够大，目前很少发生术后吻合梗阻。因手术年龄不断提早,预防肺动脉高压和肺血管阻塞性病变的发生,可使术后远期疗效明显提高。

【小结】

全肺静脉异位引流原则上一经确诊须手术治疗。手术将异位引流的肺静脉改道,使其回流到左心房,宜在婴幼儿期施行。

参 考 文 献

1. 徐志伟,苏肇伉.完全性肺静脉异位引流的手术治疗经验.中华胸心血管外科杂志,1997,13(6):328-330.

2. Park JA,Lee HD,Ban JE,et al. Supracardiac type total anomalous pulmonary venous connection(TAPVC)with oesophageal varices. Pediatric Radiology,2008,38(10):1138-1140.

3. 郭珊,林晓文,刘敏.完全性肺静脉异位引流诊断中超声心动图的应用.山东医药,2014,(3):57-59.

第九节 完全型大动脉转位

【概述】

完全型大动脉转位(complete transposition of great arteries,TGA)是新生儿期严重的发绀型复杂先天性心脏病,发病率仅次于法洛四联症,约占先天性心脏病总数的7%~10%,男、女患病之比为2~4:1。

【病理解剖】

完全型大动脉转位是心房与心室连接顺序一致,而心室与大动脉连接顺序不一致,即主动脉从前方起源于右心室,肺动脉从后方起源于左心室,体-肺两大循环完全分隔互不连接,生存依赖于体-肺循环间交通,否则患儿出生后无法存活。其最明显的解剖特征是主动脉圆锥或漏斗部上移,远离心脏的其他三组瓣叶。肺动脉瓣与二尖瓣之间存在纤维连接,这种连接方式如同大动脉位置关系正常时主动脉瓣与二尖瓣之间的纤维连接。主动脉下圆锥的存在使主动脉瓣位置比肺动脉瓣高。大动脉的位置变异较大,最多见为主动脉和肺动脉前后位,即主动脉在前,肺动脉在后方;其次为主动脉在右前,肺动脉在左后;较少见大动脉侧侧位。

1. **常见合并畸形** 一般都伴有动脉导管、卵圆孔未闭或继发孔型房间隔缺损,大约1/3的患儿伴有室间隔缺损,其他合并有肺动脉瓣狭窄、主动脉缩窄、左心室流出道梗阻、冠状动脉起源及走行异常等畸形。

2. **冠状动脉分类** 分类方法有 LEIDEN 和 Yacoub 标准等。目前最常用的方法是 LEIDEN 分类标准。Sinus 1 指解剖上位于左后的冠状窦,发出前降支和回旋支冠状动脉。Sinus 2 指解剖上位于右后的冠状窦,发出右冠状动脉,缩写为 1AD,Cx,2R;若单根冠状动脉可以表示为 2R,AD,Cx,说明在右后瓣窦发出右冠状动脉,左冠状动脉前降支和回旋支;若同一瓣窦分别发出两根冠状动脉,则可表示为 1 AD,2R,2Cx,说明左后瓣窦发出左冠状动脉前降支,右后瓣窦分别发出右冠状动脉和回旋支。

3. **完全型大动脉转位的病理解剖可分为四型**

(1)完全型大动脉转位伴室间隔完整:约占 50%。室间隔是完整的,无左心室流出道梗阻,一般伴有卵圆孔未闭或房间隔缺损和动脉导管未闭。

(2)完全型大动脉转位伴室间隔缺损:约占 30% ~ 35%。室间隔缺损多为单一缺损,少数为多发性。室间隔缺损部位可分为膜周型、圆锥隔型、房室隔缺损型、连接不良型及肌性室隔型,伴或不伴有动脉导管未闭。

(3)完全型大动脉转位伴室间隔缺损及左心室流出道梗阻:约占 10% ~ 15%。左心室流出道梗阻的常见原因是圆锥隔向后移位,肺动脉瓣狭窄以及瓣下膜样或隧道样狭窄。

(4)完全型大动脉转位伴左心室流出道梗阻:约占 5% ~ 10%。常见原因是动力性肺动脉瓣下狭窄,由于右心室压超过左心室,室隔左移引起。

【病理生理】

完全型大动脉转位中,体-肺循环完全分隔呈"并联循环",回流到右心室的体静脉血泵入体循环,同样,回流到左心室的肺静脉血泵入肺动脉,出现严重的低氧血症。一般婴儿在出生后即出现发绀,室间隔完整型的大动脉转位主要依赖动脉导管和卵圆孔未闭的存在,使一部分含氧的动脉血进入体循环得以生存。一旦动脉导管出生后数日闭合,如无伴随房间隔缺损或室间隔缺损,患儿将不能存活。伴有室间隔缺损的大动脉转位,由于存在大的室间隔缺损,左、右心室之间血液混合量大,缺氧不严重,但肺血流量增加可导致心力衰竭和肺动脉高压,产生早期肺血管梗阻性病变。大动脉转位伴有室间隔缺损和左心室流出道梗阻,血流动力学取决于室间隔缺损的大小和左心室流出道梗阻的程度,其病理生理与法洛四联症相似。

【临床表现】

完全型大动脉转位伴室间隔完整者症状出现较早,动脉导管一旦闭合,临床表现严重的低氧血症和酸中毒出生后,即可有严重发绀、呼吸急促;若合并大的室间隔缺损,又伴有动脉导管未闭,血液混合较好,则发绀及酸中毒不太显著,症状出现较前者迟,出生后数天或数周后有呼吸困难、发绀表现,但易发生充血性心衰。完全性大动脉转位伴室间隔缺损及心室流出道梗阻者,症状出现较前者更迟,有发绀但不严重,多无心衰,肺血减少,临床表现与法洛四联症相似。体检有发绀面容、呼吸急促、胸前心脏杂音可不明显,但伴有大室间隔缺损者杂音较响。

【诊断】

患儿出生后缺氧、发绀的病史,体征及辅助检查可作为诊断依据,明确诊断主要依赖二维超声心动图,必要时可行心导管和选择性心血管造影。

1. **心电图检查**　多数患儿心律呈窦性,电轴右偏,右心室增大;如伴室间隔缺损,则有双心室增大。

2. **X线胸片检查**　可见肺血增多、蛋形心影、上纵隔影窄小。

3. **超声心动图检查**　可明确主动脉、肺动脉主干和根部的相对位置,瓣膜的大小,左、右冠状动脉的位置和起源,以及心内房间隔、室间隔缺损的位置和大小;也可明确主动脉弓、峡部和导管区域的大小,应警惕该区域可能存在的发育不良或狭窄;还能显示心室收缩能力、室壁活动及左心室壁厚度、左心室容量和大小,作为手术适应证的评估。

4. 心导管和选择性心血管造影检查 可进一步明确诊断,显示室间隔缺损的位置和大小,明确有无左心室流出道狭窄、冠状动脉的起源及走行、两大动脉的位置关系,以及外周肺小动脉和主动脉弓降部的发育情况。由于心导管和选择性心血管造影对复杂心脏病患儿创伤较大,已被心脏 CTA 及 MRI 所替代。目前,主要应用于合并其他心脏畸形无法明确诊断或对肺血管阻力的评估等方面。

【手术治疗】

1. 手术适应证 完全型大动脉转位由于出生后严重缺氧,如不及时治疗,约有 50% 以上患儿于出生后 1 个月内死亡,90%于 1 周岁内死亡。

2. 术前准备 ①新生儿出生后切忌高浓度吸氧,以免动脉导管早期关闭;②对于已出现低氧血症的患儿静脉应用前列腺素 E_1 5ng/(kg·min),保持动脉导管开放,但要注意呼吸暂停等并发症;③纠正代谢性酸中毒;④严重缺氧者行气管插管、呼吸机机械辅助呼吸;⑤应用正性肌力性药物和利尿剂改善心功能。经上述处理后,症状不能改善且乳酸持续增高的患儿应行急诊手术治疗。

3. 手术方法 完全型大动脉转位外科治疗分为生理性血流转位术和解剖学血流转位术两大类。生理性血流转位术是指心房水平的血流转换,包括 Senning 术及 Mustard 术两种,目前已基本废除。解剖学血流转位术是指两大动脉水平的血流转位,包括 Switch 术、Rastelli 术、Lecompte 术、Nikaidoh 术及 DRT 术。应根据患儿的解剖条件、年龄及伴发的心内畸形来决定手术方法。

(1)姑息性手术

1)房间隔球囊造口术(Rashkind 术):目前由于大多在出生后早期施行大动脉转换术,已较少采用这种姑息性手术。

2)肺动脉环缩术(Banding 术):伴巨大室间隔缺损或多发室间隔缺损,早期先行肺动脉环缩,防止肺动脉高压,至 6 个月或 1 岁后再行矫治术,此类手术病死率较高,目前也很少使用。

3) 改良体-肺动脉分流术(Blalock-Taussing 分流术):对伴有肺动脉主干及左、右肺动脉狭窄的患儿,有严重低氧血症不适合行大动脉转换术时,可行改良体-肺动脉分流术。如心房间隔缺损小、分流少,可同时行房间隔扩大术,以改善低氧血症。

(2) 根治性手术

1) Senning 术或 Mustard 术:为心房内调转术,手术适应证为室间隔完整的完全型大动脉转位,失去行 Switch 手术的时机,左心室与右心室压力比小于 0.6 者。Mustard 术后易发生心律失常和腔静脉、肺静脉血流间梗阻。但术后两者都可因右心室不能长期承受体循环压力,导致三尖瓣关闭不全,即功能性三尖瓣关闭不全,因此目前临床上已经较少采用,仅作为大动脉双调转术应用。

2) Switch 术:为大动脉转换术,是治疗新生儿和小婴儿大动脉转位最理想的矫治方法。适合于左心室发育良好者,且无左心室流出道梗阻或肺动脉瓣狭窄、无严重的梗阻性肺血管疾病。术中将主动脉、肺动脉切断后换位,并将左、右冠状动脉分别取下移植到新主动脉上,达到解剖上的矫治。

由于患儿出生后左心室功能逐步退化,手术年龄取决于当时的左心室功能。当有室间隔缺损或动脉导管足够大时,左心室压力能维持在体循环压力的 2/3 以上,左心室能在较长时期内适应一期大动脉转换术,但手术年龄一般不超过 2 个月,否则可能出现肺血管阻塞性病变。但在室间隔完整时,左心室在出生后几周内就明显缩小,Switch 手术在出生后 2 周内最合适,一般不超过 1 个月。年龄大于 2 个月的患者左心室与右心室压力比<0.6,是二期 Switch 手术的适应证。

3) Rastelli 术:适合大动脉转位伴室间隔缺损和左心室流出道梗阻的患儿。在心内建立室间隔缺损至主动脉的内隧道,使左心室血流经室间隔缺损至主动脉,右心室与肺动脉通过心外管道连接。手术年龄 3~4 岁以上为好,否则由于心外人工管道不能随着年龄的增长而生长,远期并发症多,需多次手术置换。

4) Lecompte 术:1980 年该术式开始用于治疗右心室双出

口,很快被用于大动脉转位伴室间隔缺损和肺动脉瓣狭窄的矫治,是经右心室切口扩大室间隔缺损内隧道补片建立左心室流出道。该术式最主要的特点是不采用心外管道,而是将肺总动脉和升主动脉交叉换位(Lecompte 调转),肺动脉的后壁与右心室切口的上缘吻合,形成新的右心室流出道的后壁,前壁用心包补片扩大。

5)Nikaidoh 术:1984 年,Nikaidoh 首先采用该方法纠治大动脉转位伴室间隔缺损和左心室流出道梗阻获得成功。该术式把主动脉连同瓣环以及自体冠状动脉一起取下,作为一个整体移植到原来肺动脉瓣环所在的位置;剪开圆锥隔,扩大室间隔缺损,采用补片连续缝合关闭室间隔缺损和主动脉下方的空间,从而扩大了左心室流出道和右心室流出道,最后把肺总动脉后壁和右心室切口上缘直接缝合,前壁用心包补片扩大。

6)DRT 术:2007 年中国医学科学院阜外医院首先提出双流出道重建,建立双根部调转(double root translocation,DRT)手术的标准式式,在保留左心室流出道完整性的同时,将主动脉根部移植到正常位置,并将肺动脉根部重建后与主动脉根部调换位置,恢复左、右心室流出道的正常解剖结构和位置关系。DRT 术对大动脉转位伴室间隔缺损和左心室流出道梗阻的治疗效果满意。

【小结】

完全型大动脉转位是新生儿期严重的发绀型复杂先天性心脏病,发病率仅次于法洛四联症。患儿出生后缺氧、发绀的病史,以及体征及辅助检查可作为诊断依据,明确诊断主要依靠二维超声心动图,必要时可行心导管和选择性心血管造影检查。手术分为姑息性手术和根治性手术。

第十节 主动脉缩窄

【概述】

主动脉缩窄(coarctation of aorta,COA)是指主动脉局限性狭窄的一种常见先天性大血管畸形,发病率在各种先天性心脏病中约占 5%~8%。主动脉缩窄既可单独存在,也可合并其他心脏畸形,常见动脉导管未闭、室间隔缺损、主动脉弓发育不良等。

【解剖分型】

Bonnet 将主动脉缩窄分为两类:一类是婴儿型(导管前型),动脉导管保持开放,而主动脉弓狭窄存在于主动脉近端,动脉导管供应降主动脉血流;另一类是成人型(导管后型),动脉导管大都闭合,狭窄位于动脉导管后。这种分类在临床上对外科治疗没有太多指导意义,由于绝大多数主动脉弓缩窄的位置均在动脉导管附近,因此,从外科临床角度,一般把主动脉弓缩窄分成单纯主动脉缩窄、缩窄伴室间隔缺损、缩窄伴主动脉弓发育不良以及伴其他复杂畸形。

【病因】

有两种学说:血流动力学理论和导管理论。血流动力学理论认为,胚胎期流经主动脉的血流决定了主动脉的发育情况。由于心内缺损,如室间隔缺损或左心输出梗阻的疾病,可导致流经主动脉峡部的血流减少,导致缩窄发生,甚至主动脉弓发育不良。右心梗阻性疾病如法洛四联症、肺动脉狭窄或三尖瓣闭锁等则几乎不会发生主动脉缩窄。导管理论认为,是因动脉导管组织移行到主动脉内,导致主动脉弓缩窄发生,在外科手术时,通过切除狭窄段一般可以看到狭窄段与正常主动脉壁的差异,类似于动脉导管组织,这也解释了单纯主动脉弓缩窄发生的原因,但是动脉导管组织延伸到主动脉的原因仍不明确。

【病理生理】

主动脉缩窄的狭窄段通常位于动脉导管或动脉韧带的附近,狭窄段近端的主动脉逐渐变细,而狭窄段远端主动脉由于血流湍流的原因呈现狭窄后扩张的表现。主动脉狭窄段动脉内壁通常可以见到"隔板"样狭窄环,严重的甚至呈闭锁状态。主动脉缩窄会增加左心室的后负荷,左心室会明显增大,左心室肥厚。上半身血流增多,会导致上肢血压增高。上、下肢的动脉压有时并不明显,主要是由于狭窄段上、下侧支血管进行性扩张,保证了腹腔及下肢动脉血流的供应。如合并 PDA,随着肺血管血流不断增加,出现肺动脉高压,甚至出现以右向左分流为主,则患儿会出现差异性发绀,即下肢或左上肢出现发绀。

【临床表现】

无症状者通常在体检时才发现高血压,偶尔可出现头痛、鼻出血、下肢因动脉供血不足导致间歇性跛行,常年未经治疗可导致心力衰竭、主动脉瘤形成、细菌性心内膜炎、冠心病,甚至脑出血。

新生儿主动脉缩窄病情较重,可有呼吸急促、心动过速、喂养困难、下肢脉搏减弱消失等表现,背部听诊有连续性杂音。

【辅助检查】

1. **X线检查** 左心增大,年龄较大的患儿可出现肋骨"开槽"现象。

2. **心电图检查** 心电图改变主要取决于缩窄病变和高血压的轻重程度及病程长短。可以没有异常发现,也可以显示左心室肥大和扩大。

3. **超声心动图检查** 超声心动图主要用于检查心内其他合并畸形,如室间隔缺损等。胸骨上窝二维超声可以检查主动脉缩窄情况,同时可以测量缩窄的直径和压差。

4. **CT和MRI检查** 是主要的无创检查,且同时可以确诊。主动脉增强CT可以明确狭窄段的直径、长度,明确侧支的形成情况、主动脉弓发育情况,以及主动脉分支是否有狭窄,可为手术提供直接的影像支持。

5. **造影检查** 主动脉造影为有创检查,现已基本被增强CT及MRI检查取代。

【外科治疗】

1. **手术适应证** 原则上,主动脉缩窄一经诊断,均应考虑手术治疗,解除主动脉梗阻。近年来,由于外科技术的进展、术前准备和术后处理的改善,手术的近期和远期疗效均有显著提高,同时因介入球囊扩张术及杂交技术的应用,提高了危重患儿的疗效。

2. **手术方法** 包括切除加端端吻合术及扩大的端端吻合术、人工补片扩大术、锁骨下动脉血管片成形术、人工管道连接术、介入球囊扩张术等。

【术后并发症及处理措施】

1. **再缩窄**　主动脉缩窄术后复发比较常见,各种手术方式均有复发的报道,通常需要介入球囊扩张术进行第二次治疗。介入球囊扩张术已经成为主动脉缩窄术后复发的首选治疗方法。

2. **主动脉瘤形成**　采用补片扩大术后发生率较高,介入球囊扩张术后也有报道,通常和采用的补片有关,因补片与动脉壁张力不同导致,一般需要再次手术治疗。

3. **高血压**　是主动脉缩窄术后最常见的并发症。术后高血压主要是由于缩窄解除后,颈动脉窦和主动脉弓压力感受器牵张压力刺激消失所致,导致反应性血压升高,直到感受器重新设定较低的感受水平。术后高血压一般可采用硝普钠或持续泵入短效的 β 受体拮抗剂来控制。

4. **截瘫**　早期主动脉缩窄手术后发生较多,主要原因为手术时间较长、术中低血压、结扎过多的肋间血管、不合适的阻断位置等。目前已经较少发生。

【小结】

主动脉缩窄是指主动脉局限性狭窄的一种常见先天性大血管畸形。原则上,主动脉弓缩窄一经诊断,均应考虑手术治疗,以解除主动脉梗阻。手术方法包括切除加端端吻合术及扩大的端端吻合术、人工补片扩大术、锁骨下动脉血管片成形术、人工管道连接术、介入球囊扩张术等。

第十一节　先天性主动脉瓣狭窄

【概述】

先天性主动脉瓣狭窄(congenital aortic stenosis,CAS)是由于主动脉瓣胚胎期发育异常而形成的瓣膜畸形。病变可单独存在,但多伴有其他畸形,如对位不良型室间隔缺损、动脉导管未闭、左心室发育不良、主动脉缩窄、二尖瓣畸形及 shone 综合征等,其发病率约占先天性心脏病的 3%~5%。男性较多见。

【病理生理】

CAS 主要病理改变为左心射血受阻、左心后负荷加重导致一系列血流动力学改变。由于瓣膜发育不良、瓣膜游离缘不同程度融合,以致瓣叶增厚。根据瓣叶融合的不同,可分为单瓣型、二瓣型、三瓣型及其他(多瓣、瓣环狭窄)。临床上又以二瓣型最为多见,约占正常人群的 1%~2%,其中 1/4 的患者在 10~20 年内需要手术干预。CAS 共同之处都表现为主动脉瓣口狭小,瓣膜增厚,左心室肥厚及狭窄后升主动脉的扩张,造成左心室肥厚、舒张功能减弱、冠状动脉灌注减少,造成心内膜下心肌纤维化,进一步导致心肌梗死、心律失常,甚至猝死。CAS 无论在产前还是生后均为进展性疾病,鉴于主动脉瓣在左心室发育中的重要作用,CAS 也被认为是预后最差的先天性结构性心脏病之一。

【临床表现】

大多无明显症状,但有严重的狭窄、年龄较大的患儿可有昏厥和心绞痛。合并 Williams 综合征的患者可显示特征面容:前额宽、两眼距离大、内眦赘皮、鼻梁平、下巴尖、嘴唇较厚、牙齿排列不齐、反应迟缓、智力低下。主动脉瓣区常可听到收缩期杂音,并向颈部传导。胸骨切迹上可触及收缩期震颤。右上肢血压常高于左上肢,其中部分病例与头臂动脉起始部狭窄有关,也有解释认为与血流动力学的 Coarda 效应有关。

【辅助检查】

1. **X 线检查**　当合并有外周肺动脉狭窄时,X 线胸片表现为肺纹理纤细或两侧肺野不对称,瓣上局限性狭窄可有狭窄后升主动脉扩张,主动脉结增宽,而广泛性狭窄者则不明显。如伴有严重肺动脉狭窄可出现右心室扩大。

2. **心电图检查**　随着年龄增长可逐渐出现左心室肥厚,如伴有肺动脉狭窄,也可有双心室肥大。

3. **超声心动图检查**　可确定狭窄的部位,通过测定狭窄两端的血流速度可推算狭窄的程度,并可了解是否合并其他心血管畸形。

4. **心脏造影检查**　主动脉瓣上狭窄作左心室或升主动脉

造影均能直接显示狭窄的征象,如为局限性狭窄,可见升主动脉根部有条状充盈缺损;如为广泛性狭窄,显示升主动脉管形缩窄,严重的可累及主动脉弓和头臂动脉分支。造影也可提示有无主动脉瓣关闭不全和冠状动脉畸形,目前已很少使用。

【手术治疗】

目前手术方式的选择仍有争议,主要原因在于主动脉瓣在心脏功能中的重要地位,干预时机、中远期再狭窄及再干预的不确定性。目前,对于无明显症状的轻度(主动脉瓣跨瓣峰值压力差<50mmHg)先天性主动脉瓣狭窄,国际上多采取保守治疗,长期随访以动态观察瓣口压差、心功能变化及临床表现。但也有学者认为,轻度狭窄伴有明显的临床症状者,也应尽早手术干预。而对于中重度的先天性主动脉瓣狭窄,手术解除主动脉瓣狭窄是唯一有效的治疗方法。

手术方式主要有:

(1)动脉瓣交界外科切开术(surgical aortic valvotomy,SAV):是最常用的成形方式。SAV 主要适用于婴儿期出现心脏扩大、心力衰竭者;儿童期出现经常性头晕、阿-斯综合征缺氧发作;心电图提示左心室肥厚及劳损;心导管检查显示左心室流出道跨瓣压力阶差超过 50mmHg 以上;合并其他心脏畸形并拟行矫治术者。

(2)主动脉瓣球囊成形术(balloon aortic valvuloplasty,BAV):更适用于新生儿、小婴儿、心功能低下的患儿,虽然不需要体外循环,但通常无法彻底解除狭窄。由于年龄越小的患儿自主心率越快,快速右心室起搏的作用较小,同时考虑到一些危重的 CAS 患儿,尤其是婴幼儿,传统的外科手术方式或经皮介入治疗仍有一定的死亡风险,还可能会造成瓣叶撕裂、反流等,再次手术率高。

(3)主动脉瓣修复技术:目前主动脉瓣的修复主要可以分为两大类:一类是在保留自体主动脉瓣叶的基础上,对瓣叶进行成形术;另一类修复技术是通过使用自体心包、牛心包或组织工程材料来构建新的主动脉瓣,从而达到成形的目的,如瓣叶延长扩大术、瓣叶置换(Ozaki 术)及重建术、Ross 术(肺动脉瓣移植至主动脉瓣位置）。

（4）主动脉瓣置换术（aortic valve replacement，AVR）：虽然目前主动脉瓣修复的热度不断升温，但在主动脉瓣修复失败或者因严重瓣膜受损无法修复时，主动脉瓣置换术就成为必需的选择。主动脉瓣置换术包括：机械瓣置换术、生物瓣置换术及同种异体瓣置换术等。

【小结】

先天性主动脉瓣狭窄是由于主动脉瓣胚胎期发育异常而形成的瓣膜畸形。病变可单独存在，但多伴有其他畸形。目前，对于无明显症状的轻度先天性主动脉瓣狭窄多采取保守治疗，长期随访以动态观察瓣口压差、心功能变化及临床表现。但也有学者认为轻度狭窄伴有明显临床症状者，应尽早手术干预。而对于中重度先天性主动脉瓣狭窄，手术解除主动脉瓣狭窄是唯一有效的治疗方法。

第十二节　血管环畸形

【概述】

血管环（vascular ring）是指由于主动脉弓及其分支的发育异常造成气管和/或食管压迫并产生一系列相应症状的血管畸形，发病率约占先天性心脏病的 0.8%~1.3%。

【病理解剖】

根据病理解剖可分为完全性血管环、部分性血管环和肺动脉吊带。以下按照主动脉弓的位置、降主动脉走行、主动脉弓分支模式，以及动脉导管的位置和走行进行分类，大多数血管环主要的血管成分是右位主动脉弓，最常见的血管环是双主动脉弓和右位主动脉弓伴迷走左侧锁骨下动脉。

1. **完全性血管环**

（1）双主动脉弓：是血管环中最常见的类型，约占 40%~50%，形成完整的血管环，表现为左侧和右侧的主动脉弓并存，从气管前方的升主动脉发出，经气管和食管两侧向背侧环绕，在后面相连形成降主动脉。左、右弓均发出各自的颈总动脉和锁骨下动脉。

（2）右位主动脉弓：从气管和食管的右侧向后走行而与降主动脉相连。右位主动脉弓、迷走左锁骨下动脉及左侧动脉导管也形成完整的血管环。迷走的锁骨下动脉在根部可能存在一个球状畸形，形成一个大而凹陷的食管后切迹，可分为：①右位主动脉弓伴迷走左侧锁骨下动脉；②右位主动脉弓伴迷走无名动脉；③镜像右位主动脉弓；④镜像右位主动脉弓伴右侧降主动脉；⑤主动脉憩室及左侧动脉导管；⑥右位主动脉弓伴左侧降主动脉；⑦颈部主动脉弓。

（3）左位主动脉弓（正常位置）：左位主动脉弓和右侧降主动脉，是一种罕见畸形，升主动脉向上延伸，主动脉弓向左延伸并绕过气管，进而向后，绕道食管后方再向右，延续为右侧降主动脉上段，动脉导管连接右肺动脉与右侧降主动脉或迷走右锁骨下动脉起源处，形成一个环绕气管或食管的完整环。

2. 不完全性血管环

（1）迷走右锁骨下动脉：是主动脉畸形中最常见的类型，约占人群的 0.5%。胚胎发育时期，右锁骨下动脉与右颈总动脉之间的第四弓缺失，会导致右锁骨下动脉成为降主动脉的分支并行走于食管后方，造成食管压迫，左位主动脉弓伴右侧锁骨下动脉由左向右斜向上进入右臂，而未造成完全性血管环。

（2）无名动脉压迫：无名动脉压迫导致气管压迫的解剖学基础仍有争议，无名动脉正常走行于气管前方，一些患儿的无名动脉起源较正常靠后，还有一些患儿则因先天性的动脉短缩造成对气管的压迫。

（3）左颈总动脉异常：同前者相似。

3. 肺动脉吊带 右肺动脉正常起自主肺动脉，迷走的左肺动脉起源于右肺动脉，从右主支气管后上方走行至左侧，穿过气管与食管间的纵隔进入左肺门形成吊带，造成对右主支气管近端和主气管远端的压迫。当肺动脉吊带伴有动脉导管或动脉韧带，其一端位于主肺动脉与右肺动脉连接部，另一端向上经左主支气管和左肺动脉后方与降主动脉相连时，则构成完全性血管环,但这一血管环仅造成气管压迫,很少伴有食管压迫。由于起源及行走异常的左肺动脉压迫气管后壁,肺动脉吊带患儿常伴有气管狭窄,尤其是在隆突上和右主支气管起始部,气管后壁膜性组织缺如和气管环软骨失去正常"U"形而变成"O"形。

【临床表现】

血管环可能无症状,当气管及食管受到压迫时,才出现对应症状。大多数病例的典型表现是呼吸窘迫、发绀,伴有特殊体位,喜仰卧,抬高头部以减轻气道梗阻,利于呼吸;"海豹咆哮"样咳嗽;呼吸暂停;出生后反复肺部感染史。食管压迫症状主要为喂养困难和吞咽困难,甚至在进食时压迫气管而发生气道梗阻。

【辅助检查】

1. **X 线胸片检查**　可根据主动脉弓的位置及与气管的关系,判断是左位主动脉弓、右位主动脉弓或是双主动脉弓,尤其是侧位 X 线片。

2. **消化道造影检查**　可判断特异的血管环类型。如双主动脉弓在正位片上可见食管左、右两侧的压迹,而在右位主动脉弓的病例其压迹位置常较高较深。食管后异常走行的血管可形成显著的食管后压迹。

3. **CTA 检查**　在诊断主动脉弓和大血管畸形方面可以提供完美的三维图像和影像学资料。CT 横断面上可显示主动脉弓及分支的关系,可以相对直观地评估异常血管的走行、气道形态学狭窄的部位、范围以及两者之间的关系。阻塞性肺气肿和肺不张也可与支气管受压有关。现今已主张行胸部 CT 三维重建诊断。

4. **MRI 检查**　有助于诊断血管畸形和气管狭窄。近年来,应用 MRI、CTA 检查对血管环和肺动脉吊带的确诊有很大帮助。MRI 的不足之处是检查时间相对较 CTA 长,患儿必须镇静,如果镇静不够患儿移动会影响图像质量。而对于血管环和肺动脉吊带的患儿,本身气道有狭窄,完全镇静会加重呼吸困难,甚至发生呼吸暂停而造成生命危险。

5. **超声心动图检查**　对血管环和肺动脉吊带的诊断是有效的,但由于透声窗口的限制仍然存在局限。多普勒彩色血流有助于评价动脉导管和弓的开放。血管环无腔段无血流显示，但可以除外或诊断合并的心内畸形。有学者认为，超声心动图是对钡剂食管造影有益的无创的补充检查方法。

6. 心导管造影检查　通过心导管造影检查可以诊断双主动脉弓，明确是哪一侧弓占优势；可以清楚显示左肺动脉的异常起源和走行，并明确和排除心内其他畸形。但随着 CTA、MRI 等无创性检查的发展和完善，心导管造影也已被逐步替代，仅在并发其他心内畸形时应用。

7. 气管镜检查　在患儿出现呼吸窘迫但又没有最终明确诊断时，可以行支气管镜检查。不同水平的气管外部压迫有助于判断双主动脉弓或是右位主动脉弓伴左侧韧带。无名动脉压迫的初步诊断往往依靠支气管镜检查。

【手术治疗】

1. 手术适应证　手术时机及预后主要取决于气管或食管受累的程度和范围，所有有症状的血管环患儿都有手术指征。早期无症状或症状轻微的患儿，远期都会出现明显的呼吸道症状，因此早期手术对避免缺氧所致的严重并发症极为重要。手术目标是打断环形结构，或将异常走行的血管吻合于同侧对应位置，从而解除对气管或食管的压迫。手术效果不仅取决于松解压迫是否彻底，更重要的是缓解气管本身病变（O 型气管环、狭窄等）或受累软化程度。

2. 手术方法　因病变类型不同而异。

（1）双主动脉弓：临床多以右弓为主，手术一般可选择经左后外侧第 4 肋间进胸，对于左弓占优势的病例可从右后外侧第 4 肋间进胸。伴有心内畸形者，经胸骨正中切口，先离断次弓后再建立体外循环，可以减少体外循环的时间。解剖左、右弓的前后缘，所有病例均应切断动脉导管或动脉韧带，以便更充分地游离大血管。如有闭锁节段，则在该水平切断血管环，其他情况下，通常在锁骨下动脉远端切断较小的弓，如果两弓大小相等，最好切断右弓以还原正常解剖并充分减轻压迫。彻底解剖气管和食管，切除两者之间的所有纤维束。如果松解后对气管、食管仍有压迫，可将降主动脉侧壁固定到侧胸壁以减轻压迫。术中要仔细确认并避免损伤左侧喉返神经。双主动脉弓患儿也可能合并 Kommerell 憩室,术中可一并切除憩室,将左锁骨下动脉移植到左颈总动脉。

（2）右位主动脉弓:右位主动脉弓伴迷走左锁骨下动脉,左侧动脉导管也形成完整的血管环。手术经左后外侧切口,第3、4 肋间入胸,充分游离动脉导管或韧带并予缝闭切断,游离松解两残端周围粘连,注意保护喉返神经。对于右位主动脉弓伴左侧韧带形成 Kommerell 憩室者,必须予以切除憩室,否则术后易复发造成气道压迫。部分病例切除憩室同时需要将左锁骨下动脉移植到左颈总动脉,以便解除左锁骨下动脉对气管的"吊带样"作用。

（3）左位主动脉弓:手术径路采用右后外侧切口,方法与右位主动脉弓相同。

（4）无名动脉压迫:矫治此畸形有两种经典的手术方法,无名动脉悬吊于胸骨后和无名动脉移植。

（5）迷走右锁骨下动脉:左侧开胸切断左侧迷走右锁骨下动脉,术后可能会引起远期的锁骨下动脉窃血综合征,有学者建议行锁骨下动脉再植术。

（6）肺动脉吊带:肺动脉吊带是一种罕见的血管环,常合并不同程度的气管狭窄,有症状的新生儿和小婴儿如不及时手术干预有很高的死亡率。目前手术方式仍存争议,争议的焦点集中在左肺动脉是否需要再植和气管重建技术上。合并心内畸形者需要在体外循环下同期矫治。近年来文献报道表明,肺动脉吊带大多合并气管狭窄,但并非所有患儿都需要气管成形,只有经评估伴有严重气管狭窄者才需要行气管狭窄成形术,而其中 Slide 气管成形术疗效确切,可作为首选。

【术后并发症及处理措施】

1. 气管软化、气管狭窄　血管环患儿术前存在气管压迫,异常血管复位或松解后原有狭小的气管术后又极易发生气管软化,全麻气管插管和手术操作也可能导致术后喉水肿。术后监护应加强气管内湿化,吸除分泌物,肺部理疗,适当应用抗生素预防和治疗肺部感染。对气管软化程度严重者,目前手术方式较多,术前气管软化明显影响术后患儿呼吸功能时,应在术中同期处理气管,方法包括 Slide 术、气管内支架置入及气管外支架置入等。

2. 气管食管残余梗阻或狭窄 血管环及肺动脉吊带患儿术前本身存在不同程度的气管狭窄,除了严重气管狭窄术中同时行气管成形术外,未行气管成形术的患儿术后也不同程度有气道高阻力甚至继发支气管肺炎,治疗原则与气管软化者相同。若由于术中松解粘连带不够引起气管食管残余梗阻或 Kommerell 憩室术中切除不彻底导致术后复发引起血管环症状者需再次手术者,目前气管和食管软化都可以采用支架置入手术,缓解患儿症状。

3. 气管成形术后吻合口肉芽组织 儿童与成人不同,气管直径小,气管成形后吻合口肉芽组织形成,容易导致气管腔明显狭窄甚至猝死,而且术后需反复多次处理增生的肉芽组织,并定期行气管镜检查,术后气管插管拔管前、出院前、出院后每 3 个月 1 次,术后 1 年后改每年 1 次。

4. 气管吻合口瘘 肺动脉吊带伴严重气管狭窄术中行气管成形术后可能发生吻合口瘘,严重者导致纵隔感染而死亡。一旦证实应积极再次行手术修补。

5. 乳糜胸 由于手术操作范围较大,异常血管游离以及气管食管游离,粘连带松解,术后部分病例会出现乳糜胸。大多数病例可经保守治疗,禁食、静脉营养或低脂饮食、胸腔引流后胸膜粘连疗法可治愈。

【预后】

完全性血管环和部分性血管环伴轻度气管狭窄者手术疗效好。预后主要取决于气管受压和狭窄的程度,以及是否并发其他严重的心脏畸形。手术中彻底解除异常血管环绕,并充分松解周围粘连带组织,均能取得满意的早期手术疗效。最近,人们越来越认识到一个叫做 Kommerell 憩室的结构,这种结构需要手术切除完善并将左锁骨下动脉转移到左颈总动脉,若憩室切除不完善可导致气管受压狭窄复发并需要再次手术。

肺动脉吊带术后的早期死亡率与气管手术并发症有关,主要是气管内吻合口处反复肉芽肿形成。尽管晚期生存率很高,而且大多数存活者无症状,但仍需要对这些患者进行长期的呼吸评估和随访。

【小结】

先天性血管环是一组较少见的又易漏诊的先天性心血管畸形,早期手术治疗是安全、有效的。婴儿和儿童一旦出现呼吸窘迫的症状应当怀疑存在血管环。诊断主要依靠 CT 检查。支气管镜检查对所有患儿是必需的,特别是无名动脉压迫综合征和完全性血管环。外科手术可以解除 95% 以上患儿的气管、食管压迫。气管软化可能持续数月,但几乎所有患儿术后气管、食管压迫的症状都能长期缓解。先天性血管环合并的气管软化和狭窄的程度及范围是影响患儿预后的关键。

第十三节 三 房 心

【概述】

三房心(cor triatriatum)是指左、右心房被异常的肌肉纤维隔膜分隔成副房和真正心房。纤维肌肉性隔膜带有一个或多个限制性孔洞,分为近端房腔(共同静脉腔或副房)和远端房腔(真正的心房)两部分。肺静脉一般均回流至近端房腔,远端房腔带有心耳。常见的合并畸形包括房间隔缺损、房室间隔缺损、肺静脉异位引流、房室瓣反流、永存左上腔和肺动脉瓣狭窄等。左位三房心是一种罕见的先天性心脏病,发病率约占先天性心脏病的 0.1% ~ 0.4%,右位三房心极为少见。

【病理分型】

三房心按纤维肌肉隔膜所在的位置可分为左位和右位三房心。

1. **根据有无肺静脉异位引流分型** van Praagh 根据有无肺静脉异位引流,将三房心分为典型(无肺静脉异位引流)和非典型两种类型(有肺静脉异位引流)。

2. **朱晓东分型** 朱晓东将三房心分为两种类型:Ⅰ型(部

分型),肺静脉引流部分进入副房、部分进入真左心房,ⅠA型为合并房间隔缺损型,ⅠB型为无房间隔缺损型;Ⅱ型(完全型),为全部肺静脉均引流至副房,分为四个亚型。

3. **Gasul 分型** Ⅰ型,左心房与副房之间无交通存在,分为伴有肺静脉异位回流和有房间隔缺损两类;Ⅱ型,左心房与副房之间有小的交通,分为无房间隔缺损(Ⅱa型)、高位房间隔缺损(Ⅱb型)和低位房间隔缺损(Ⅱc型)三类;Ⅲ型,左心房与副房间有宽大的通道(交通口面积<2cm²)。

4. **Lam 改良分类方法** A型,即经典型,特点是近端房收纳所有肺静脉,远端房含有左心耳及二尖瓣,两个腔室通过隔膜上的一个或多个孔洞相连;B型,为所有的肺静脉回流至扩张的冠状静脉窦;C型,极为少见,其近端房不接纳任何肺静脉。

【病因】

异常汇入假说认为,胚胎第5周共同肺静脉不完全汇入左心房导致了三房心。另外一种假说认为,来自于原发间隔发生部位的窦静脉组织捕获了共同肺静脉,从而导致了异常隔膜的形成。也有学者认为永存左上腔静脉插入发生中的左心房,导致了三房心的形成。

【病理生理】

三房心的病理生理变化主要取决于心房内纤维肌肉间隔上孔洞的大小、ASD的大小和位置,以及由此产生的一系列血流动力学变化。典型的三房心由于肺静脉血进入真左心房受阻而引起肺静脉压力增高,导致肺静脉淤血、肺水肿,并逐渐产生肺动脉高压,最终导致右心衰竭。孔洞越小,血流动力学的变化越严重。当合并有ASD时,肺静脉梗阻可以得到部分缓解,出现心房水平左向右分流,致使右心容量负荷增加,右心室肥厚、扩张。当肺血管床发生器质性改变右心压力严重增高时,可出现房水平双向或右向左分流,临床上表现为发绀。

【临床表现】

三房心的临床表现取决于隔膜梗阻的程度、隔膜孔的形态及合并畸形。患儿易感冒,多伴有呼吸困难、心慌、气促、咯血和/或心力衰竭病史。隔膜孔小的病例很早即表现出肺静脉梗阻严重的症状。隔膜孔越小,症状越重,出现越早;隔膜孔过小或无,常使患儿早期死亡,死亡率约为70%;若隔膜孔足够大,患儿可早期甚至终身无症状。听诊可于肺底闻及湿啰音,约半数患儿可于心尖部闻及柔和的收缩期或舒张期杂音,P_2 亢进,常伴有分裂。若于心尖部闻及连续性杂音,常提示为副房和真左心房间压力差明显增高。

【辅助检查】

1. **心电图检查** 多表现为电轴右偏、P 波高尖及右心室肥厚。个别无症状患儿首发以房颤就诊,机制可能为副房与左心房之间不同步的除极过程导致二次心室激动。

2. **胸部 X 线检查** 可见明显的肺淤血或肺充血、右心房扩大而左心房不大等表现。

3. **超声心动图检查** 超声心动图可以明确诊断大部分三房心患儿的心内畸形,对三房心具有极高的诊断价值,能准确显示左心房内隔膜和隔膜孔的大小,能诊断包括房间隔缺损、肺静脉异位引流、瓣膜病变等心内畸形。

4. **心脏 MRI 和 CTA 检查** 可用于诊断肺静脉连接的异常和三房心。

5. **心导管造影检查** 通常可以显示房内阻塞性隔膜的存在,以及近端房、远端房和右心房之间的交通情况。心导管检查的特征性表现为肺动脉压和肺毛细血管嵌顿压明显升高,如导管可进入左心房的两个腔,则两个腔之间有明显压力阶差(20~25mmHg),此可作为重要的诊断依据。

【鉴别诊断】

三房心应与先天性二尖瓣狭窄、房间隔缺损、肺静脉异位连接、二尖瓣闭锁等疾病相鉴别,右型三房心的异常隔膜还应注意与巨大静脉瓣(Eustachius 瓣及 Thebesian 瓣)相鉴别。

1. **先天性二尖瓣狭窄** 先天性二尖瓣狭窄者常可闻及收缩期杂音及二尖瓣开瓣音;心电图除右心室肥厚外还可出现 P 波增宽或双峰;X 线检查提示左心房明显扩大;超生检查可以确诊此病;心血管造影可显示心房内无隔膜存在,但此检查不作为常规确诊手段。

2. 二尖瓣瓣上狭窄 症状与三房心类似,均有肺静脉压力增高,超声心动图可明确诊断。二尖瓣瓣上狭窄的狭窄环距二尖瓣环很近,有的甚至附着于瓣环上,而三房心的房内隔膜与二尖瓣环之间有一定的距离。

【手术治疗】

三房心以手术治疗为主,手术时机取决于合并的心脏畸形和副房与真房的交通程度。交通口较大或副房与右心房之间存在 ASD 者,可起到减压作用,早期死亡率较低,一般可存活到成年。但有 85% 的三房心患者在 20 岁以前死亡,故一经确诊,应及时治疗。

1. 手术指征

(1)无交通口或交通口≤3mm 的患儿 75% 在婴儿期死亡,应争取尽早手术。

(2)三房心合并肺静脉回流受阻,出现严重肺水肿和肺动脉高压时,也应尽早手术,甚至在新生儿期即可手术。

(3)若副房和真房之间交通较好或真房、副房与右心房间有良好交通,其病程与大的房间隔缺损相同,可择期手术。

2. 手术原则 单纯型可切除纤维隔膜,使副房、真性左心房间血流充分通畅;复杂型要同时彻底矫治其他心脏畸形;不完全型应注意把异位连接的肺静脉完整地引流入左心房;注意闭合房间隔时保持足够的左心房空间。儿童患者由于左心房较小,容易损伤二尖瓣,多采用右心房-房间隔径路,尤其在混合型可同时矫治其他心脏畸形。

【术后并发症及处理原则】

三房心的手术操作并不复杂,隔膜周围也无重要的解剖结构,术后出现并发症的情况不多,但因术中显露欠佳致使隔膜切除不彻底,术后仍会发生肺静脉回流受阻,术后早期及术后随访时一经发现均应再次手术治疗。

三房心由于左心室发育欠佳而导致术后低心排血量综合征,是急性期死亡的主要原因。

【预后】

三房心的手术矫治效果十分理想,绝大多数患者术后心功能恢复满意。单纯的三房心手术几乎无死亡率,重症三房心在婴儿期行急诊手术或合并其他严重的心内畸形时急性期死亡率为16%~38%,主要原因为术后严重的低心排血量综合征。三房心术后远期随访结果满意,但个别患儿因隔膜切除不完全需再次手术治疗。

【小结】

三房心是指左、右心房被异常的肌肉纤维隔膜分隔成副房和真正心房,以左位三房心为主,分类分型方法较多。三房心以手术治疗为主,手术时机,取决于合并的心脏畸形和副房与真房的交通程度。手术尽量完全切除隔膜组织,预后良好。

第十四节　心　脏　肿　瘤

【概述】

心脏肿瘤(tumor of heart)是指来源于心脏或转移至心脏的肿瘤。因肿瘤生长的特殊部位,肿瘤的继续生长可引起血流动力学的改变,肿瘤栓子或碎片的脱落可出现肢体或脏器的栓塞,肿瘤侵入心肌还会导致心律失常、心功能障碍,严重者可能出现猝死。所以,准确诊断、及时外科干预有非常重要的意义。

【分类】

按肿瘤生长的特性和对人体的破坏程度,可将心脏肿瘤分为良性与恶性两大类,心脏肿瘤多为良性。按肿瘤的发生可分为原发性和转移性心脏肿瘤,其中原发性心脏肿瘤多为良性,而转移性心脏肿瘤则多为恶性。病理组织上常见的心脏肿瘤包括横纹肌瘤、纤维瘤、畸胎瘤、黏液瘤、血管瘤等,原发性心脏恶性肿瘤及转移性肿瘤相对少见。

【病因】

原发性心脏肿瘤病因不明,以良性居多,约占原发性心脏肿瘤的90%以上。

继发的心脏肿瘤比原发心脏恶性肿瘤多见,继发的心脏肿瘤一般都是由原发的恶性肿瘤转移而来,包括恶性淋巴瘤、

Wilms 肿瘤、恶性畸胎瘤、神经细胞瘤、胸膜间皮瘤等,肝脏和肾组织的恶性肿瘤可以经下腔静脉转移到右心房,引起血性心包积液、心律失常、腔静脉阻塞及心力衰竭的各种表现和体征。

【临床表现】

心脏肿瘤的症状和体征与肿瘤的位置、数目、大小关系密切,小的单发肿瘤临床上往往没有任何症状,多是通过健康体检或其他疾病检查发现。常见的心脏肿瘤症状有:心悸、气短、运动耐力减低,重者可出现阵发性夜间呼吸困难、咯血丝痰。发生在右心房的肿瘤增大可阻塞上、下腔静脉级三尖瓣,引起颈静脉怒张、肝大及下肢水肿等表现。发生在右心室的肿瘤阻塞右心室流出道或继续增大可出现右心衰的表现。心脏肿瘤若有瘤碎片或瘤体表面血栓脱落可发生体循环、肺循环的栓塞,特别是左心房黏液瘤的栓塞发生率高。小儿心脏肿瘤的全身症状,如发热、贫血、体重减轻等较少见。

【辅助检查】

1. **实验室检查**　一般无特殊异常,部分黏液瘤患儿可有贫血、血沉增快、血清蛋白电泳 α_2 及 β 球蛋白增高等。

2. **X 线胸片检查**　小儿心脏肿瘤的胸片常无特异性表现,一般表现为心脏影增大。右心房肿瘤患儿胸片显示上腔静脉阴影增宽,右心房、右心室增大。左心房肿瘤患儿胸片显示为左心房增大,部分有肺瘀血、肺动脉段突出等表现。部分小儿心脏肿瘤,尤其是纤维瘤、畸胎瘤,胸片上可出现钙化影。

3. **心电图检查**　无特殊性,与肿瘤的发生部位有密切关系,患儿可有心房、心室增大,Ⅰ~Ⅱ度房室传导阻滞,不完全右束支传导阻滞,预激综合征等心电图改变。病情较重者可有 ST-T 的改变。

4. **心脏超声检查**　心脏超声是心脏肿瘤的主要影像学诊断手段,目前心脏超声对心脏肿瘤的确诊率可达到 95% 以上,是一种安全、有效、无创的诊断方法。对肿瘤的位置、大小、数目,以及心脏大小、伴随畸形和有无心包积液都能做到相对精确地判定。彩色多普勒超声还能对心脏肿瘤的梗阻程度及血流动力学变化作出评估,指导临床治疗。

5. **CT 和 MRI 检查** CT 和 MRI 能很好地分辨出肿瘤与正常心肌组织、瓣膜及血管之间的关系,对外科切除有很好的指导作用,特别是心肌内肿瘤,这一点较心脏超声有更高的诊断价值。

6. **心血管造影检查** 心血管造影作为一种有创的诊断手段,已逐渐被心脏超声、CT 和 MRI 等无创诊断方法所取代,目前仅用于合并畸形、无法辨明肿瘤对冠状血管的压迫或需要取活检等情况。

【治疗】

心脏肿瘤的治疗主要是外科手术切除。一般根据肿瘤的大小、位置及是否有蒂等作出综合判断。大部分心脏肿瘤的生长并不破坏心肌细胞,手术可完整切除,但应保留足够的心室心肌来完成心室舒缩功能,完整切除的禁忌证是损伤房室结及传导系统,如果肿瘤侵及广泛的心肌和邻近重要的组织,包括冠状血管、瓣膜等,则不能完整切除。对不能完全切除肿瘤的患儿,部分切除能够改善患儿的临床症状。对于多发或侵占重要组织结构无法切除的良性肿瘤,心脏移植是患儿的最终选择。对无症状或轻微症状的患儿,可以定期随访,部分患儿有自行消退的可能。原发性恶性心脏肿瘤和继发性肿瘤临床预后较差,对转移性心腔内瘤栓进行及时的外科干预可以获得良好的近期和远期结果。

【小结】

随着超声成像、磁共振等影像诊断技术的发展和产前诊断的普及,心脏肿瘤患儿能够得到快速诊断,及时接受外科手术治疗和健康指导,生活质量得到明显改善。病理组织上常见的心脏肿瘤主要包括横纹肌瘤、纤维瘤、畸胎瘤、黏液瘤、血管瘤等,原发性心脏恶性肿瘤及转移性肿瘤相对少见。心脏肿瘤的治疗主要是外科手术切除。